SingLiesel

MIX
Papier | Fördert gute Waldnutzung
FSC® C014138

Satz: Satz für Satz, Wangen im Allgäu

Umschlaggestaltung: Röser MEDIA GmbH & Co. KG, Karlsruhe
Druck: FINIDR, s.r.o.
Printed in Czech Republic

ISBN 978-3-944360-97-3

3. Auflage

www.singliesel.de

Bildnachweise: Shutterstock.com

Hinweis:
Alle Übungsvorschläge in diesem Buch sind aus der Praxis heraus entstanden und vielfach erprobt. Bitte vergessen Sie aber nicht, dass jeder Mensch, mit dem Sie als Übungsleiter oder Übungsleiterin Gedächtnistraining machen, seine spezielle Tagesform und seine einzigartige Biografie mitbringt, die Sie dabei vielleicht berücksichtigen müssen. Nicht jede Übung passt für jeden. Die Autorinnen und der Verlag haften nicht für etwaige Personen- oder Sachschäden.

Natali Mallek – Annika Schneider

Sitztanz-Geschichten

Inhaltsverzeichnis

Vorwort

Sich fit zu halten ist wichtig und gerade im Alter von herausragender Bedeutung. Doch nicht immer ist es leicht zu Bewegung zu motivieren. Dabei sind es oft schon kleinen Bewegungen, die den großen Unterschied machen. Viel Spaß macht es sich zu Musik zu bewegen. Sitztänze bieten eine wunderbare Möglichkeit sich zu bewegen und in Schwung zu bleiben.

Wir haben 20 Sitztänze zu 20 bekannten Liedern für Sie zusammengestellt und in Geschichten verpackt. Die Geschichten knüpfen an biografische Erlebnisse an und bieten Zeit zum Verschnaufen und Entspannen.

So wählen Sie die passende Geschichte aus

In diesem Buch finden Sie einfachere und schwierigere Sitztänze und Geschichten, alle haben einen biografischen Ansatz. Ein biografischer Ansatz hat sich in der Arbeit mit Senioren und Menschen mit Demenz durchgesetzt. Senioren und Menschen mit Demenz haben viel erlebt. Sie haben in ihrem Leben viel gesehen, viel geweint und viel gelacht. Das Leben mit seinen Ereignissen, mit seinen Höhen und Tiefen, zieht nicht spurlos an uns vorbei. Das, was wir erleben und fühlen, wird ein Teil von uns. Es prägt uns, beeinflusst unsere Vorlieben und Abneigungen und macht uns zu den Menschen, die wir sind.

Sie kennen die Möglichkeiten Ihrer Teilnehmer am besten. Sie wissen auch, welche Themen bei Ihren Teilnehmern am besten ankommen und kennen biografische Besonderheiten. Konkret müssen Sie zwei Punkte bei der Auswahl der passenden Geschichte beachten:

1. **Komplexität des Sitztanzen.** Achten Sie darauf, dass die Bewegungen für die Teilnehmenden umsetzbar sind. Wandeln Sie den Sitztanz evtl. ab. Einzelne Bewegungen können Sie austauschen und an die Möglichkeiten Ihrer Gruppe anpassen. Es gibt zum Beispiel Gruppen, in denen es nicht mehr möglich ist, dass die Teilnehmenden sich an die Hände fassen und mit den Armen schwingen. In diesem Fall könnte zum Beispiel jeder für sich mit den Armen schwingen.

2. **Passendes Thema.** Wählen Sie eine Geschichte aus, deren Thema an die Biografie und die Interessen Ihrer Teilnehmer anschließt.

So setzen Sie die Geschichten in der Praxis ein

Wir haben bei den Geschichten bewusst auf komplexe Handlungsstränge verzichtet. So können die Teilnehmenden der Geschichte nach den Tanzpausen gut weiter folgen.

1. Lesen Sie sich die Bewegungsabläufe der Sitztänze gut durch und probieren Sie diese aus. Sie sollten die Bewegungen selbst gut beherrschen, bevor Sie die Geschichte in der Praxis einsetzen. Die Teilnehmenden werden sich an Ihnen orientieren.

2. Üben Sie den Sitztanz zuerst ohne Geschichte, da wir bewusst kurze Lieder eingesetzt haben, reichen meist ein oder zwei Durchgänge.

3. In unseren Geschichten haben wir Vorschläge für Unterbrechungen zum Einfügen des Sitztanzes eingebaut. Evtl. möchten Sie die Sitztänze häufiger oder weniger häufig einsetzen. Tun Sie das ganz nach Belieben!

4. Viele der Sitztänze basieren auf bekannten Kanons. Wie oft die bei der jeweiligen Durchführung gesungen und natürlich getanzt werden, ist ganz Ihnen überlassen. In sehr fitten Gruppen können die Kanons sogar wirklich als Kanons (also mit Einsätzen zu unterschiedlichen Zeitpunkten) gesungen und getanzt werden. Das macht aus den einfachen Sitztänzen dann eine richtige Herausforderung.

Mit Sitztanzgeschichten eine Sitztanzgruppe aufbauen!

Sitztanzgeschichten sind wunderbar geeignet um nach und nach eine Sitztanzgruppe aufzubauen. Wenn man eine neue Sitztanzgruppe gründet, ist es nicht sinnvoll sofort 10 Sitztänze nacheinander zu tanzen. Das ist selbst für sehr fitte Teilnehmer zu viel. Am Ende können die Teilnehmer sich die Bewegungen nicht merken und fühlen sich überfordert.

Besser ist es, die Sitztänze nach und nach in eine Bewegungs- oder Gymnastikrunde einzubauen. Sind die Sitztänze dann noch in eine schöne Geschichte eingebettet, tanzt es sich in vielen Fällen noch viel leichter. Selbstverständlich müssen Sie dann nicht immer wieder dieselbe Geschichte vorlesen. Dies ist nur in manchen Gruppen mit demenziell erkrankten Teilnehmern empfehlenswert. Die Sitztänze aus den Geschichten können aber auch ohne die Geschichten getanzt werden. Wenn der Sitztanz eingeführt wird, verwenden sie also die Geschichte als hübschen Rahmen. Bei den nächsten Zusammentreffen können Sie den Sitztanz dann ohne Geschichte nutzen.

Sicherheit geht vor!
Selbstverständlich müssen Sie vor dem Einsatz der Geschichten prüfen, ob die Bewegungen von den Teilnehmern ausgeführt werden dürfen.
Halten Sie aus diesem Grund Rücksprache mit dem Arzt und gegebenenfalls dem Pflegepersonal.

Der Raum

1. Planen Sie vor der Durchführung der Sitztanzgeschichten Zeit ein um den Raum vorzubereiten.

2. Die Größe des Raumes muss der Größe der Gruppe entsprechen. Es sollte genug Platz für einen Stuhlkreis vorhanden sein. Denken Sie daran, dass Sie evtl. auch Rollstuhlfahrer in den Stuhlkreis integrieren müssen. Berücksichtigen Sie auch, dass Menschen mit Rollator ausreichend Platz benötigen, um zu ihrem Platz zu gelangen und um ihren Rollator abzustellen. Achten Sie darauf, dass Fluchtwege nicht versperrt sind und zur Verfügung stehen.

3. Bereiten Sie den Stuhlkreis vor, achten Sie dabei darauf, dass jedem Teilnehmer ausreichend Platz für die geplanten Bewegungen zu Verfügung steht. Räumen Sie evtl. vorhandene Tische an die Seite und beseitigen Sie evtl. vorhandene Stolperfallen.

4. Auch das Raumklima spielt eine Rolle bei der Durchführung von Sitztänzen. Heizen und lüften sie also nach Bedarf.

Die Kleidung
Sich für eine Sitztanzgeschichte umzuziehen, ist in der Praxis kaum durchführbar. Trotzdem sollte die Kleidung der Teilnehmer bequem sein. Es ist außerdem wichtig, dass die Teilnehmenden durch die Kleidung nicht in ihrer Bewegungsfreiheit eingeschränkt werden.

Die Stühle
Sitztänze können auf einem Hocker oder einem Stuhl durchgeführt werden. Ein Hocker bietet die größtmögliche Bewegungsfreiheit. Ein Stuhl mit Rückenlehne und Armlehnen bietet den größtmöglichen Halt. Entscheiden Sie im Zweifel immer zu Gunsten der Sicherheit.

Ein paar Worte zur Musikauswahl
Bei den Sitztänzen in diesem Buch wird nicht nur getanzt, es wird auch gesungen. Viele der Sitztänze wurden zu einer Auswahl bekannter Kanons konzipiert. Dadurch, dass die Kanons kurz sind und der Text und die Melodie sich wiederholen, können einfache Bewegungen eingesetzt werden, die sich gut einprägen.

Für den anderen Teil der Sitztänze, haben wir einige bekannte Volkslieder umgedichtet. Der neue Text muss zwar erst gelernt werden, ist aber eng mit den Bewegungen verknüpft. Durch die Verknüpfung von Text und Bewegung sind auch diese Sitztänze in der Praxis gut durchführbar.

Viel Spaß mit den Sitztanzgeschichten wünschen Ihnen
Annika Schneider und Natali Mallek

Eine Puppenstube für Pia

Eine Sitztanz-Geschichte zu „Viel Glück und viel Segen“

Viel Glück und viel Segen

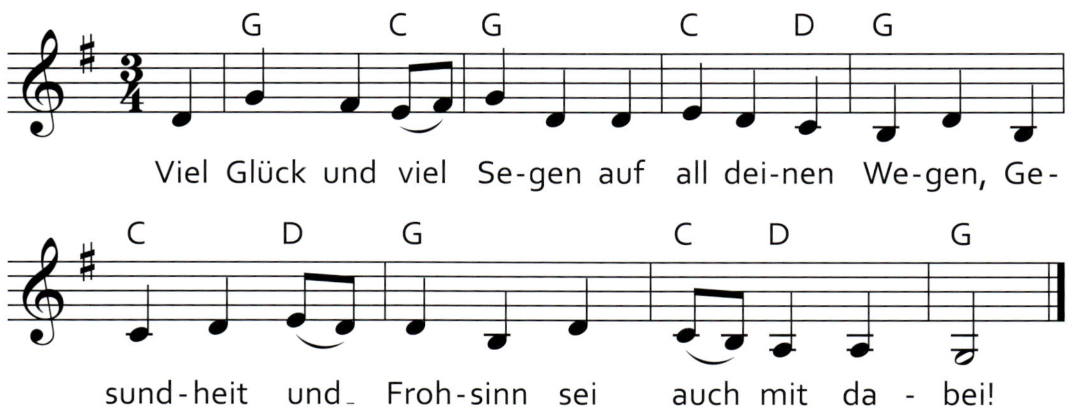

Bewegungen

Viel Glück und viel Segen …

- im Takt:

„Viel“	einmal in die Hände klatschen
„Glück“	mit beiden Händen auf die Oberschenkel klatschen
„und“	mit dem rechten Fuß aufstampfen
„viel“	mit dem linken Fuß aufstampfen
„Se-gen“	zweimal im Takt in die Hände klatschen

… auf all deinen Wegen, …

- die Arme weit nach außen öffnen

… Gesundheit und Frohsinn …

- im Takt wie zuvor:

„Ge-“	einmal in die Hände klatschen.
„sund-“	mit beiden Händen auf die Oberschenkel klatschen.
„-heit“	mit dem rechten Fuß aufstampfen.
„und“	mit dem linken Fuß aufstampfen.
„Froh-sinn“	zweimal im Takt in die Hände klatschen.

… sei auch mit dabei.

- nicken und die rechte Hand nach vorne strecken, als würde man ein Geschenk übergeben (Handfläche nach oben)

Sitztanz-Geschichte

Pia öffnete die Augen. Der Kaffeeduft hatte sie geweckt. Sie musste einen kurzen Moment überlegen. „So duftet es doch sonst nur am Sonntag ...?“, dachte sie. Doch plötzlich fiel es ihr ein: Es war ja ihr Geburtstag!

Im Nu saß Pia kerzengerade in ihrem Bett und rieb sich die Augen. Da ging auch schon die Tür auf, und Mutti, Vati und ihr großer Bruder Paul standen in der Tür. Ihr Vater stimmte wie in jedem Jahr das Geburtstagslied für Pia an. Mutti und Paul sangen mit:

Viel Glück und viel Segen ...

Pias Augen leuchteten, als sie die drei mit dem Geburtstagskuchen hereinkommen sah. Auf dem Kuchen brannten sieben kleine Kerzen und eine große. Die große Kerze war die Lebenskerze, so hatte es ihr die Mutter einmal erklärt. Pia sprang aus dem Bett und umarmte ihre Eltern. Dann holte sie tief Luft und pustete die Kerzen aus. Alle auf einmal!

Viel Glück und viel Segen ...

Paul wuschelte Pia durch ihre blonden langen Haare und sagte: „Jetzt darfst du dir was wünschen, Kleine!“ Pia wollte schon mit ihm schimpfen. Er wusste doch ganz genau, dass sie es nicht mochte, wenn er ihr durch die Haare wuschelte. Und sie war auch überhaupt nicht mehr klein! Sie war schließlich schon ganze sieben Jahre alt! Aber dann dachte sie, dass sie eigentlich gar keine Lust hatte, sich zu streiten. Und Pia überlegte, was sie sich für ihr neues Lebensjahr wünschen könnte: „Eine neue Puppenstube vielleicht. Und Glück und Gesundheit natürlich ...“

Viel Glück und viel Segen ...

Pia war schon ganz aufgeregt und konnte es kaum erwarten, endlich ihre Geschenke auszupacken. Vorher musste sie sich aber noch anziehen. Geschwind, aber akkurat zog sie ganz allein ihre Strumpfhose und das neue Kleid an. Beides hatte ihr die Mutter am Vorabend schon über die Stuhllehne gelegt. Sie strich das Kleid glatt, schaute an sich herunter und sagte stolz: „Fertig!“ Ihre Mutter lächelte sie an und legte eine Hand auf Pias Schulter: „Na dann komm, meine Große!" Alle vier zusammen gingen sie ins Wohnzimmer. Pia bekam den Mund vor lauter Staunen nicht mehr zu: Das Wohnzimmer war von oben bis unten festlich geschmückt. Überall hingen Luftballons und Luftschlangen. Und auf dem reichlich gedeckten Frühstückstisch standen leuchtende Kerzen. Pia schaute sich ihre Geburtstagskarten an. Die Glückwünsche konnte sie schon selbst lesen ...

Viel Glück und viel Segen ...

Pia war so in die vielen Glückwunschkarten vertieft, dass sie das Geschenke-Auspacken ganz vergaß. Erst als Paul sich lautstark räusperte, fiel ihr die große Decke auf, die augenscheinlich etwas verstecken sollte. Pia schaute ihre Eltern fragend an. Als Mutti und Vati ihr zunickten, spürte sie, wie ihre Wangen anfingen zu glühen. Schnell lief sie zu der Decke und – hob sie vorsichtig an. „Das wird doch nicht etwa ...", hoffte sie, während sie das Geheimnis lüftete. Und ja, es war die Puppenstube, die sie sich schon so lange gewünscht hatte.

Viel Glück und viel Segen ...

Pia war glücklich. Sie umarmte ihre Eltern und sogar Paul, der ganz verblüfft dastand. Von dem Moment an hatte sie nur noch Augen für ihre Puppenstube. Während ihre Eltern ganz genüsslich ihren Kaffee tranken, schaute sich Pia in aller Ruhe die kleinen Puppen, das klitzekleine Puppengeschirr, die liebevoll bezogenen Möbel und die kleinen Lampen an, die in der Stube hingen. Für das Frühstück hatte sie keine Zeit. Erst als ihre Mutter sagte, dass es Zeit für die Schule sei, musste Pia wohl oder übel Abschied von ihrem Geschenk nehmen. Ihre Mutter tröstete sie: „Sei nicht traurig, mein Schatz. Nachher kannst du weiterspielen. Deine Freundinnen warten bestimmt schon auf dich und wollen dir ein Ständchen bringen ..."

Viel Glück und viel Segen ...

Und ja, auf ihre Geburtstagsfeier in der Schule freute Pia sich wirklich. Was für ein schöner Geburtstag!

Das Schicksal meint es gut!

Eine Sitztanz-Geschichte zu „O du lieber Augustin"

O du lieber Augustin

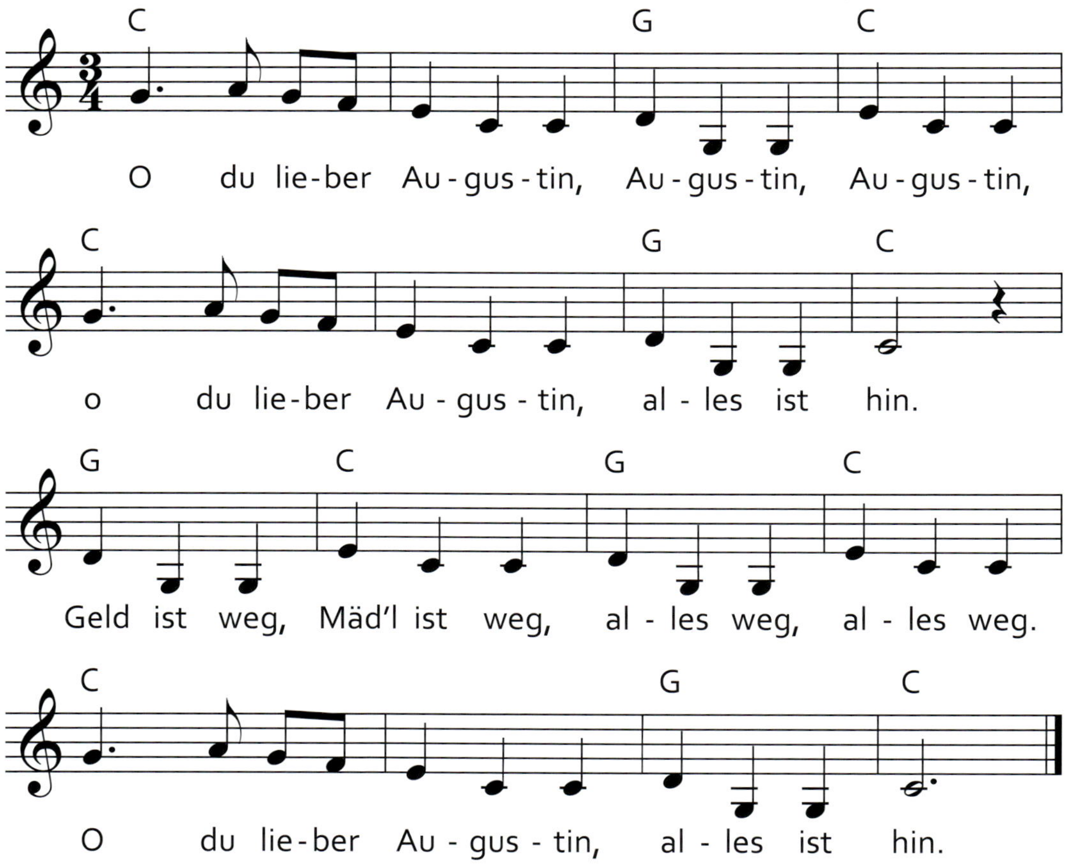
C G C
O du lie-ber Au-gus-tin, Au-gus-tin, Au-gus-tin,
C G C
o du lie-ber Au-gus-tin, al-les ist hin.
G C G C
Geld ist weg, Mäd'l ist weg, al-les weg, al-les weg.
C G C
O du lie-ber Au-gus-tin, al-les ist hin.

Bewegungen

O du lieber Augustin, Augustin, Augustin, ...

– im Takt:

„O“	linker Fuß stampft auf
„du“	rechter Fuß stampft auf
„lie-“	linke Hand patscht auf den linken Oberschenkel
„-ber“	rechte Hand patscht auf den rechten Oberschenkel
„Au-“	linke Hand patscht auf die rechte Schulter
„-gus-“	rechte Hand patscht auf die linke Schulter
„-tin,“	in die Hände klatschen
„Au-“	linker Fuß stampft auf
„-gus-“	rechter Fuß stampft auf
„-tin,“	in die Hände klatschen
„Au-“	linker Fuß stampft auf
„-gus-“	rechter Fuß stampft auf
„-tin,“	in die Hände klatschen

... o du lieber Augustin, alles ist hin.

– im Takt wie zuvor:

„O“	linker Fuß stampft auf
„du“	rechter Fuß stampft auf
„lie-“	linke Hand patscht auf den linken Oberschenkel
„-ber“	rechte Hand patscht auf den rechten Oberschenkel
„Au-“	linke Hand patscht auf die rechte Schulter
„-gus-“	rechte Hand patscht auf die linke Schulter
„-tin,“	in die Hände klatschen

- im Takt:

„al-"	linke Hand patscht auf den linken Oberschenkel
„-les"	rechte Hand patscht auf den rechten Oberschenkel
„ist"	linke Hand patscht auf die rechte Schulter
„hin."	rechte Hand patscht auf die linke Schulter

Geld ist weg, Mäd'l ist weg, alles weg, alles weg.

- wiederholt im Takt:

„Geld"	linker Fuß stampft auf
„ist"	rechter Fuß stampft auf
„weg,"	beide Füße stampfen auf
„Mäd'l"	linker Fuß stampft auf
„ist"	rechter Fuß stampft auf
„weg,"	beide Füße stampfen auf
„al-"	linker Fuß stampft auf
„-les"	rechter Fuß stampft auf
„weg,"	beide Füße stampfen auf
„al-"	linker Fuß stampft auf
„-les"	rechter Fuß stampft auf
„weg."	beide Füße stampfen auf

O du lieber Augustin, alles ist hin.

- im Takt wie oben, identische Textzeile

Sitztanz-Geschichte

Augustin ist ein richtiges Glückskind. An einem Sonntag wurde er geboren, das ist jetzt 72 Jahre her. In diesen 72 Jahren hat Augustin immer viel Glück gehabt. Für jedes Problem, das auftauchte, fand sich eine Lösung. Auf jede Niederlage folgte ein Sieg. „So viel Glück wie du kann man gar nicht haben!" Diesen Satz hat Augustin schon oft gehört. Und tatsächlich, immer wenn etwas Schlechtes geschah, passierte im Anschluss etwas Gutes. Deswegen ging Augustin auch voller Zuversicht und manchmal vielleicht sogar etwas sorglos durchs Leben.

O du lieber Augustin ...

Am Montag hatte Augustin um acht Uhr einen Arzttermin. Er hatte verschlafen. Als er um neun Uhr vor der Tür des Arztes stand, war diese verschlossen. Die Sprechstundenhilfe kam gerade erst herbeigelaufen. „Oh, es tut mir so leid, dass Sie warten mussten!", sagte sie und schloss die Tür auf. „Der Arzt hatte einen unerwarteten Hausbesuch und fängt erst jetzt mit der Sprechstunde an. Sie kommen natürlich sofort dran. Wir sind ja eine ganze Stunde zu spät." Augustin war sehr froh, dass er ausgeschlafen hatte.

O du lieber Augustin ...

Am Dienstag wollte Augustin einen Kuchen backen. Als er den Zucker aus der Dose in die Schüssel schütten wollte, fiel ihm die Dose herunter. Der ganze Zucker landete auf dem Boden. Augustin fluchte. Er holte sich einen Besen und begann die Schweinerei wegzumachen. Der schöne Zucker! Bevor er anfing zu fegen, befeuchtete Augustin seinen Finger und probierte ein paar Kristalle. Es war kein Zucker: Es war Salz! Gut, dass das nicht im Kuchen gelandet war. Man hätte ihn nicht essen können.

O du lieber Augustin ...

Am Donnerstag ging Augustin in einen Blumenladen. Er wollte seiner Angebeteten einen großen Strauß rote Rosen kaufen. Es gab Blumen in allen Farben und Formen in dem Blumenladen. Nur Rosen, die gab es nicht. Augustin war ein bisschen traurig, weil rote Rosen doch die Blumen der Liebe sind. Unzufrieden über den Kompromiss ließ er sich einen bunten Sommerstrauß binden, den er seiner Liebsten überreichte. Diese war überglücklich: „Endlich mal jemand, der mir keine Rosen schenkt", freute sie sich. „Gegen Rosen bin ich nämlich allergisch!"

O du lieber Augustin ...

Am Samstag war Augustin gerade auf dem Weg zu einer Geburtstagsfeier, da trat er in einen riesigen Hundehaufen. So konnte er sich auf der Feier nicht blicken lassen. Zähneknirschend drehte er wieder um und lief nach Hause, um seine Schuhe zu säubern. Als er die Wohnungstür aufschloss, sah er, dass er das Geburtstagsgeschenk im Flur hatte stehen lassen. Gut, dass er noch mal zurückgehen musste. Es wäre ganz schön peinlich gewesen, wenn er ohne Geschenk bei der Feier aufgetaucht wäre.

O du lieber Augustin ...

All diese Dinge sind Augustin in nur einer einzigen Woche geschehen. Immer wenn er Pech hatte, lag in diesem Pech auch ein großer Funken Glück. Augustin weiß ganz genau, dass er jede Panne, jede Pleite, jedes Missgeschick mit Humor und Lockerheit nehmen kann. Er weiß, dass das Schicksal und das Leben es im Allgemeinen gut mit ihm meinen. Er ist eben ein richtiges Sonntagskind.

O du lieber Augustin ...

Der verdrehte Morgen

Eine Sitztanz-Geschichte zu „Der Hahn ist tot"

Der Hahn ist tot

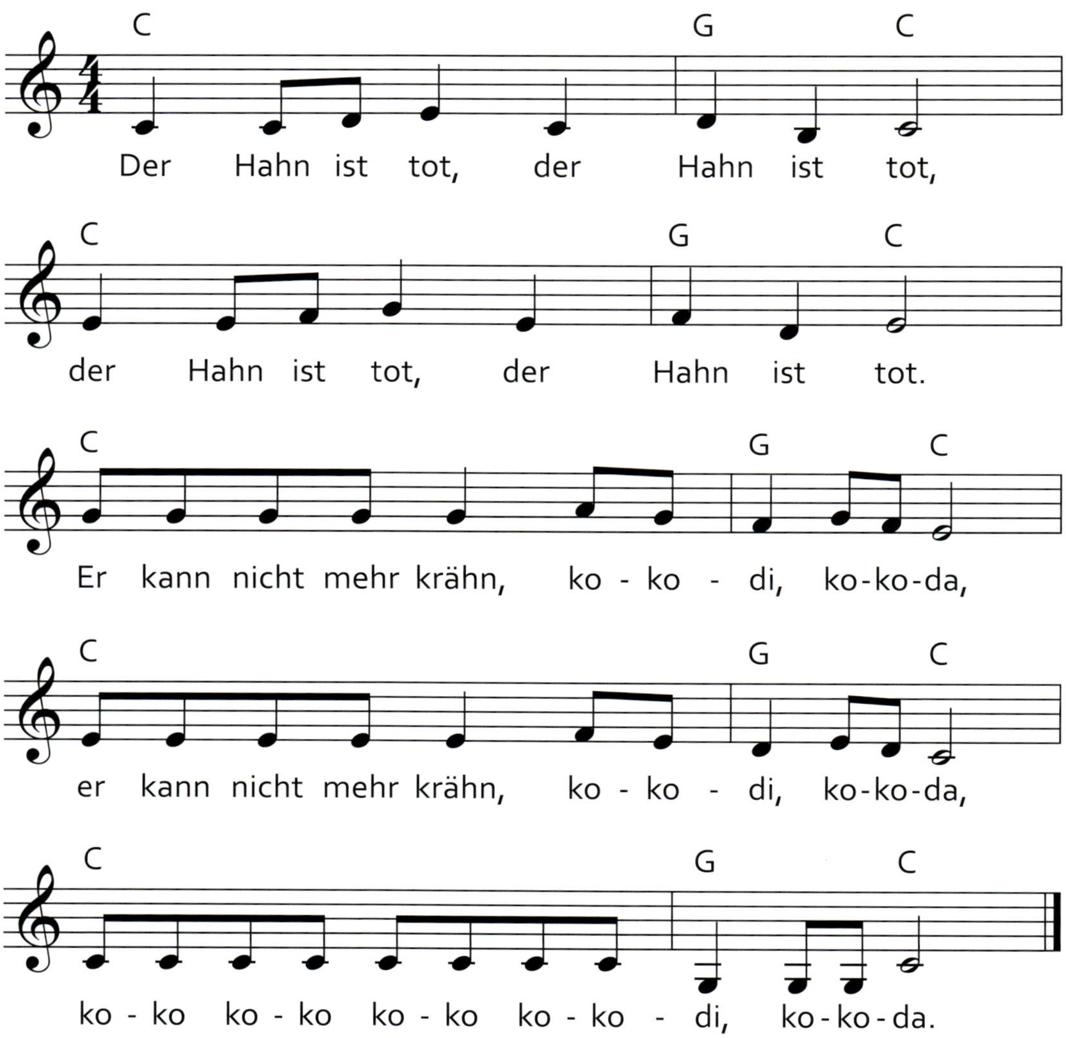
C G C
Der Hahn ist tot, der Hahn ist tot,
C G C
der Hahn ist tot, der Hahn ist tot.
C G C
Er kann nicht mehr krähn, ko - ko - di, ko-ko-da,
C G C
er kann nicht mehr krähn, ko - ko - di, ko-ko-da,
C G C
ko - ko ko - ko ko - ko ko - ko - di, ko-ko-da.

Bewegungen

Der Hahn ist tot, der Hahn ist tot, …

- im Takt abwechselnd auf die Oberschenkel und in die Hände klatschen (auf den Oberschenkeln beginnen)

… der Hahn ist tot, der Hahn ist tot.

- auf der Stelle gehen (Füße abwechselnd anheben), dabei im Wechsel mit der rechten bzw. linken Hand auf die Oberschenkel klatschen

Er kann nicht mehr krähn, kokodi, kokoda, …

– bei „Er kann nicht mehr krähn"	den Kopf schütteln
– bei „kokodi, kokoda"	im Takt klatschen

… er kann nicht mehr krähn, kokodi, kokoda, …

– bei „Er kann nicht mehr krähn"	Arme seitlich öffnen, Handflächen zeigen nach oben
– bei „kokodi, kokoda"	im Takt klatschen

… koko koko koko kokodi, kokoda.

- im Takt mit jeder Hand das Öffnen und Schließen eines Schnabels nachahmen, dabei jeweils den Daumen gegen die Finger bewegen

Sitztanz-Geschichte

Mathilde schrak auf. Kerzengerade saß sie in ihrem Bett. Sie schaute durch das Fenster nach draußen. Die Sonne ging bereits auf. Warum war sie noch in im Bett? Und warum in aller Welt hatte ihr Wecker nicht geklingelt?

Mit der rechten Hand tastete sie auf dem Nachttisch nach ihrer Brille und setzte sie auf. Dann nahm sie den Wecker in die Hand. Ungläubig schaute sie auf die Uhrzeit: zwei Uhr. „Zwei Uhr nachts?" Das konnte nicht sein. Mathilde schüttelte den Wecker einige Male, aber es tat sich nichts. Nicht einmal der Sekundenzeiger bewegte sich. Sie wusste, was das bedeutete ...

Der Hahn ist tot, der Hahn ist tot ...

Schnell stellte sie den vermeintlichen Wecker zurück auf den Nachttisch und rüttelte ihren Mann wach. Gerd war ebenso verdutzt wie sie und verstand erst nicht, warum seine Frau so aufgeregt im Schlafzimmer umherlief. Mathilde aber suchte ihre Armbanduhr, um zu erfahren, wie spät es wirklich war. Als sie sie fand, durchfuhr sie der nächste Schreck. Es war zwanzig vor acht – in zwanzig Minuten mussten die Kinder gewaschen, gekämmt und mit Frühstück versorgt in der Schule sein. „Das schaffen wir nie!", dachte sie im Stillen. Und laut schimpfte sie: „Warum muss dieses verdammte Ding auch mitten in der Nacht seinen Geist aufgeben?!"

Der Hahn ist tot, der Hahn ist tot ...

Mathilde eilte ins Kinderzimmer und weckte Max und Lisa. Sie versuchte es so sanft wie möglich – in ihrer Aufregung gelang ihr das aber nur mäßig. Die beiden Kinder, die an anderen Tagen immer schwer aus dem Bett kamen, waren im Nu hellwach. Sie spürten, dass irgendetwas nicht stimmte.

Mathilde legte schnell ein paar Kleidungsstücke für die beiden hin und erklärte ihnen, dass sie in fünfzehn Minuten in der Schule sein müssten. Max und Lisa konnten schon gut die Uhr lesen – beide hatten eine eigene Armbanduhr, auf die sie sehr stolz waren. Und so wussten sie auch, dass fünfzehn Minuten nicht viel waren, um sich anzuziehen, zu frühstücken, die Zähne gründlich zu putzen und zur Schule zu laufen. Verdutzt schauten sie ihre Mutter an. Für einen Augenblick hielt Mathilde inne und erklärte den beiden das Missgeschick ...

Der Hahn ist tot, der Hahn ist tot ...

Max und Lisa sprangen aus ihren Betten und zogen sich um. Mathilde eilte in die Küche, schmierte in Windeseile vier Wurstbrote und befüllte die Trinkflaschen der Kinder. Sie überlegte und zählte noch einmal durch, um sicher zu sein, dass auch jedes Kind genug zu essen und zu trinken hatte. Sie legte jedem noch einen Apfel in den Tornister und stellte die fertig gepackten Taschen vor die Wohnungstür. „Was für eine Aufregung!", murmelte sie vor sich hin. Und das alles nur wegen eines kaputten Weckers ...

Der Hahn ist tot, der Hahn ist tot ...

Als sie gerade nach Max und Lisa sehen wollte, hörte sie im Bad die Zahnputzbecher klimpern. „Die beiden werden doch nicht schon alleine ...?", überlegte sie erstaunt und schaute vorsichtig durch die Badezimmertür. Und ob! Die beiden putzten selbstständig und ohne zu murren die Zähne. Mathilde konnte sich ein Grinsen nicht verkneifen und sagte leise: „Es geschehen eben doch noch Zeichen und Wunder ..." Sie half den beiden, die Zahnbürsten auszuspülen, und zupfte liebevoll ihre Kleidung zurecht.

„Aber wo ist eigentlich Gerd geblieben?", fiel ihr dann noch ein. Sie eilte ins Schlafzimmer. Gerd kam ihr mit Anzug und Krawatte entgegen. Immer noch ungläubig hielt er den Wecker in der Hand und starrte auf das Ziffernblatt. „Zwei Uhr, dass ich nicht lache ..."

Der Hahn ist tot, der Hahn ist tot ...

„Ich besorge heute noch Batterien und hoffe, dass ich ihn so wieder ans Laufen bekomme. Sonst müssen wir uns für morgen früh den Hahn von Bauer Franzmann ausleihen", sagte er dann mit einem Grinsen im Gesicht. Die Kinder fanden diese Idee toll und schmiedeten schon Pläne, bei wem der Hahn im Bett schlafen würde. Mathilde versuchte, die aufgeregte Hühnerschar im Wohnungsflur zu beruhigen: „Na, wir schauen erst einmal. Papa kann den Wecker bestimmt heute

Abend reparieren." Hoffnungsvoll schaute sie auf den Sekundenzeiger, der sich immer noch nicht rührte ...

Der Hahn ist tot, der Hahn ist tot ...

„Nun aber los, ihr drei ...", sagte sie, gab allen einen Kuss und achtete darauf, dass die Kinder auch ihre Tornister mitnahmen und Gerd seine Tasche nicht vergaß. Max und Lisa drückte sie noch ein belegtes Brot in die Hand: „Ausnahmsweise – für den Weg!" Sie zwinkerte den beiden zu.

Und auch ausnahmsweise wurden Max und Lisa von ihrem Papa mit dem Auto zur Schule gefahren. Auf der kurzen Strecke sangen die beiden die ganze Zeit:

Der Hahn ist tot, der Hahn ist tot ...

Tatsächlich haben die beiden es fast noch rechtzeitig in die Schule geschafft. Da die Lehrerin auch fünf Minuten zu spät auf den Schulhof kam, trudelten die drei gleichzeitig ein. So bekamen Max und Lisa noch nicht einmal Ärger ...

Dreimal dürft ihr (dürfen Sie) raten, weshalb die Lehrerin an diesem Morgen auch zu spät kam ...

Der Hahn ist tot, der Hahn ist tot ...

Kaninchen Mümmel im Hut

Eine Sitztanz-Geschichte zu „Mein Hut, der hat drei Ecken“

Mein Hut, der hat drei Ecken

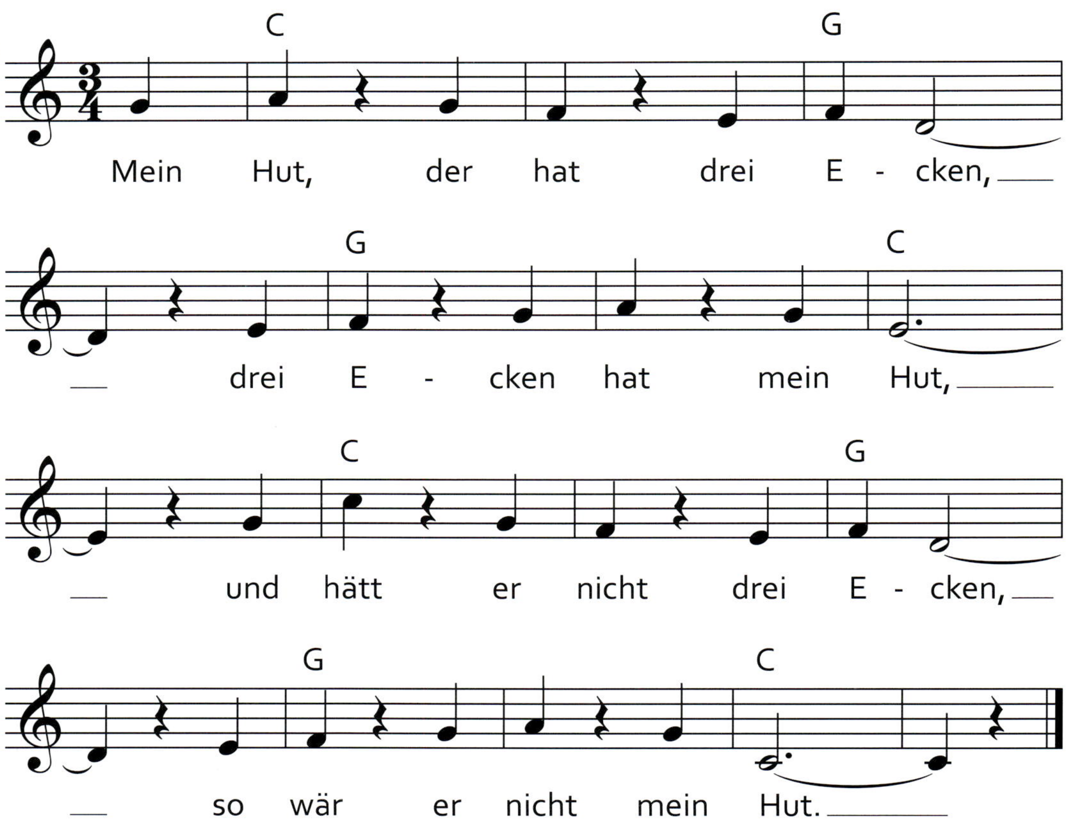

Bewegungen

Mein Hut, der hat drei Ecken,
drei Ecken hat mein Hut,
und hätt er nicht drei Ecken,
so wär er nicht mein Hut.

- im Takt:

immer bei dem	
Wort „mein"	auf sich selbst zeigen
bei „Hut"	auf den eigenen Kopf zeigen
bei „drei"	drei Finger vor dem Körper ausstrecken
bei „Ecken"	mit beiden Daumen und Zeigefingern ein Dreieck vor dem Körper formen
bei „nicht"	den Kopf schütteln

Sitztanz-Geschichte

Lutz ist ein Zauberkünstler. Seine Zaubertricks hat er sorgfältig einstudiert. Bis die Tricks so gut funktionierten, hat es Jahre gedauert. Schon als kleiner Junge hat er heimlich Zaubertricks im Keller seiner Eltern einstudiert. Später hat er Vorführungen für seine Eltern, seine Geschwister und seine Großeltern veranstaltet.

Heute ist er ein Zauberprofi. Er zaubert nicht nur ein Lächeln in die Augen seiner Zuschauer, sondern auch Kaninchen aus seinem Hut.

Mein Hut ...

Heute bereitet sich Lutz besonders akribisch auf seinen Auftritt vor. Er darf als Zauberer beim Kindergartenfest auftreten. Kindergartenkinder sind ganz besondere Zuschauer: Sie sind besonders aufmerksam und meistens auch besonders begeistert. Für die Kindergartenkinder zieht Lutz sein allerschönstes Zaubererkostüm an. Das Zaubererkostüm ist tiefblau und mit goldenen Sternen und Monden verziert. Es besteht aus einem langen, samtenem Mantel, einem goldenen Gürtel und einem spitzen Hut.

Mein Hut ...

Als Lutz, der Zauberer, bei dem Kindergartenfest ankommt, wird er schon freudig begrüßt. Die Kinder springen um ihn herum und sind ganz aufgeregt. Lutz wird es ganz warm ums Herz beim Anblick der vielen fröhlichen Kinder. Sein Auftritt soll in der Turnhalle des Kindergartens stattfinden. Auf dem Weg zu der Turnhalle fragt Lutz ein paar der Kinder, ob sie sich denn hinter den Ohren gewaschen haben. Natürlich sagen alle Kinder, dass sie sich sehr gründlich hinter den Ohren gewaschen haben. Lutz tut so, als ob er nachschaute, und zaubert den erstaunten Kleinen jeweils ein Bonbon hinter dem Ohr hervor. Die Bonbons für diesen Trick hatte er natürlich in seinem Hut versteckt ...

Mein Hut ...

Lutz startet mit seiner Zaubervorstellung, und die Augen der Kindergartenkinder folgen ihm gespannt. Er lässt verwelkte Blumen wieder aufblühen, verwandelt Luftballons in Tiere und nutzt seinen Zauberstab, um eine Erzieherin verschwinden zu lassen! Dann kommt der Höhepunkt der Zaubervorstellung: Ein Zauberer wäre kein Zauberer, wenn er nicht auch ein Kaninchen aus seinem Hut zaubern könnte. Das Kaninchen Mümmel wartet unter Lutz' langem Mantel auf seinen Auftritt. Lutz nimmt seinen Zauberhut vom Kopf und lässt den Zauberstab darüber kreisen. Er murmelt einen eigens für diese Nummer erdachten Zauberspruch.

Mein Hut ...

Der Zauberspruch endet mit „Simsalabim", und Kaninchen Mümmel springt wirkungsvoll aus dem Zauberhut. Lutz hat seinen Arm ausgestreckt, um das Kaninchen aufzufangen. Kaninchen Mümmel denkt aber gar nicht daran, in den Arm von Zauberer Lutz zu springen. Es springt geradewegs auf den Arm des kleinen Tim. Tim guckt im ersten Moment ein bisschen erschrocken, als das Kaninchen auf seinem Arm landet, aber dann fängt er an, von einer bis zur anderen Wange zu strahlen.

Mein Hut ...

Zauberer Lutz holt den kleinen Tim zusammen mit Kaninchen Mümmel auf die Bühne. Beide verbeugen sich vor dem begeisterten Publikum. Die Zaubervorstellung war ein voller Erfolg. Die Kinder und auch die Erzieher sind ganz begeistert. Im Anschluss an die Vorstellung verteilt Lutz noch die restlichen Bonbons, und alle Kinder dürfen einmal das Kaninchen streicheln. Dann geht Lutz fröhlich und vergnügt nach Hause. Erst als er zu Hause angekommen ist, nimmt er seinen Zauberhut ab. Er liebt es, ein Zauberer zu sein!

Mein Hut ...

Stromausfall

Eine Sitztanz-Geschichte zu „Heut' kommt der Hans zu mir"

Heut' kommt der Hans zu mir

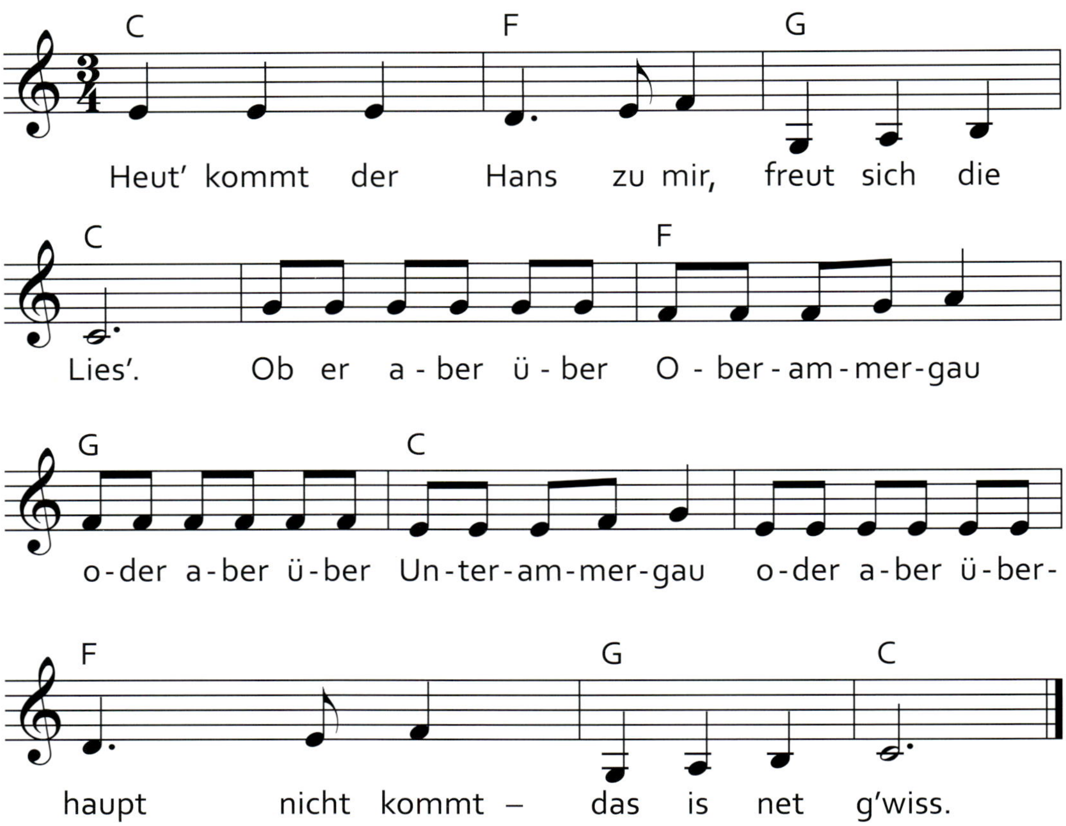

Bewegungen

Heut' kommt der Hans zu mir, ...

– bei „heut"	den linken Zeigefinger heben,
– bei „Hans zu mir"	die rechte Hand auf die Brust legen

... freut sich die Lies'.

- die Hände vor der Brust falten und den Oberkörper im Takt nach rechts und links drehen

Ob er aber über Oberammergau ...

– bei „ob er aber über"	(schulterzuckend) die Arme seitlich öffnen, die Handinnenflächen zeigen nach oben
– bei „Oberammergau"	mit dem rechten Zeigefinger nach oben zeigen, der Blick geht mit

... oder aber über Unterammergau ...

– bei „oder aber über"	(schulterzuckend) die Arme seitlich öffnen, die Handinnenflächen zeigen nach oben
– bei „Unterammergau"	mit dem linken Zeigefinger nach unten zeigen, der Blick geht mit

... oder aber überhaupt nicht kommt – ...

- eine Hand wie ein Dach über die Augen an die Stirn legen und in die Ferne schauen

... das is net g'wiss.

- den rechten Zeigefinger heben und nach links und rechts bewegen, dabei den Kopf schütteln

Sitztanz-Geschichte

Hans ging gerne auf Geschäftsreisen. Er mochte es, sich mit Kollegen aus aller Welt zu treffen und die Leistungen seiner Firma an immer neue Kunden zu verkaufen. Außerdem schmeichelte es ihm sehr, dass sein Chef ihn regelmäßig bat, ihn zu Tagungen oder Messeveranstaltungen zu begleiten.

Voller Vorfreude begab er sich auch vor zwei Wochen erneut auf Geschäftsreise. Gerne nahm er das Flugzeug. Da er diesmal aber nur in das 200 Kilometer entfernte Frankfurt am Main reisen musste, nahm er diesmal den Wagen.

Seine Frau Lisbeth freute das sehr. Sie war immer in Sorge, wenn Hans in einem Flugzeug unterwegs war – ihr war das Treiben hoch in den Lüften nicht ganz geheuer. Stets fragte sie sich, ob er auch wohlbehalten wieder unten ankommen würde ...

Heut' kommt der Hans zu mir, freut sich die Lies' ...

Lisbeth war immer erst dann erleichtert, wenn Hans wieder heile zu Hause angekommen war. Und dann ließ sie sich in aller Ruhe erzählen, was er auf seiner Reise erlebt hatte.

Sie hätte ihn auch gut und gerne begleiten können! Aber obwohl sie ihn während seiner Abwesenheit schrecklich vermisste, wollte sie das nicht. Zum einen hatte sie Angst vor dem Fliegen – und Hans flog wirklich sehr oft –, und zum anderen hätte sie gar nicht gewusst, was sie in den fremden Städten hätte unternehmen sollen. Hans hatte ja keine Zeit für sie. Und außerdem – wer sollte sich um die Kinder kümmern, wenn auch Lisbeth nicht zu Hause wäre? Nein, Lisbeth blieb daheim. Die Vorfreude auf das baldige Wiedersehen war dann umso größer – obwohl Lisbeth sich auch immer ein wenig sorgte ...

Heut' kommt der Hans zu mir, freut sich die Lies' ...

Hans machte sich also am Sonntagabend vor zwei Wochen mit dem Auto auf den Weg nach Frankfurt. Er hatte seinen Koffer, die Aktentasche und ein wenig Proviant für die Fahrt ins Auto gepackt. Mit einem Kuss verabschiedete er sich von seiner Lisbeth. „Ich bin Mittwochabend wieder da!“, rief er noch durchs offene Fenster, als sein Wagen schon zur Einfahrt hinausrollte.

„Ja, ja ...“, dachte Lisbeth, als sie zurück ins Haus ging, „wenigstens ist er diesmal nicht mit dem Flugzeug unterwegs.“ Trotzdem würde sie sich wohl besser fühlen, wenn er Mittwochabend wieder in die Einfahrt hineinfuhr ...

Heut' kommt der Hans zu mir, freut sich die Lies' ...

Die nächsten Tage vergingen wie im Fluge. Hans hielt sich in den Messehallen auf, knüpfte neue Geschäftskontakte und verbrachte nette Feierabende mit den mitgereisten Kollegen in der Frankfurter Innenstadt. Lisbeth hütete die Kinder, hielt das Haus in Ordnung und tauschte Neuigkeiten aus der Nachbarschaft aus. Schneller, als sie gucken konnte, war es schon wieder Mittwochabend ...

Heut' kommt der Hans zu mir, freut sich die Lies' ...

Lisbeth schmierte gerade die Wurstbrote für die Kinder, als das Telefon klingelte. „Nanu“, wunderte sie sich, „wer wird das denn jetzt sein?“, und hob den Hörer ab. Es war Hans: „Hallo, Liebste“, meldete er sich, „ich wollte dir nur Bescheid geben, dass ich mich jetzt gleich auf den Heimweg mache. Es hat eine kleine Verzögerung gegeben.“ Lisbeth hatte ihn eigentlich bereits zu Hause erwartet. „Ist gut“, antwortete sie, während sie ihrem Sohn sein Wurstbrot gab, „aber fahr vorsichtig!“

Heut' kommt der Hans zu mir, freut sich die Lies' ...

Als sie gerade schon den Hörer wieder auflegen wollte, sagte Hans noch: „Ach ja, es wird wahrscheinlich sehr spät werden, ich fahre noch über Leipzig.“ Lisbeth zog die linke Augenbraue hoch. Sie war zwar noch nicht oft in der Ecke gewesen, wusste aber wohl, dass Leipzig nicht gerade auf der Strecke zwischen Frankfurt und Essen lag. Als hätte er ihre Skepsis gespürt, fuhr Hans fort: „Es hat am Flughafen einen Stromausfall gegeben. Alle Flüge werden umgeleitet. Und die nächsten Ersatzflüge gehen über Leipzig – ich bringe meine Kollegen aus dem Ausland schnell dorthin. Morgen früh ...“ Da war die Verbindung abgebrochen.

Heut' kommt der Hans zu mir, freut sich die Lies' ...

Lisbeth legte – immer noch verwundert – den Hörer auf. „Typisch", murmelte sie, „wie immer zu wenig Münzen für die Telefonzelle." Sie hob die Gurkenscheibe vom Boden auf, die ihre Tochter vom Tisch hatte „herunterrutschen" lassen, und ging in die Küche. „Gibt's denn dafür eigentlich keine Taxis ...?", sprach sie zu sich und schaltete das Radio ein. Sie war enttäuscht und fing an, sich wieder Sorgen zu machen. Die Nachrichten liefen gerade, und der Nachrichtensprecher schaltete nach Frankfurt: „Ja, hier geht überhaupt nichts mehr. Es fliegt heute kein einziges Flugzeug mehr ab, die Taxis in der Stadt sind alle unterwegs, und die Busse können sich vor Fahrgästen kaum noch retten ..." Lisbeth schmunzelte, das Ausmaß war ihr nicht bewusst gewesen. Aber ja, das war ihr Hans! Wenn jemand in Not war, würde er einfach alles tun, um demjenigen zu helfen. Auch wenn das hieß, dass er von Frankfurt über Leipzig nach Essen fahren würde ...

Heut' kommt der Hans zu mir, freut sich die Lies' ...

Sie brachte die Kinder ins Bett und ließ den Abend über das Radio an, um Neuigkeiten aus Frankfurt zu erfahren. Hotelzimmer, Taxis, Busse und Straßenbahnen waren komplett überfüllt ... Da hatte Hans wohl richtig entschieden, seine Kollegen zu fahren. Um Mitternacht ging Lisbeth ins Bett. Bevor sie einschlief, dachte sie noch einmal an Hans und hoffte, dass er am nächsten Morgen wohlbehalten zu Hause sein würde ...

Heut' kommt der Hans zu mir, freut sich die Lies' ...

Und tatsächlich – einige Stunden später wurde Lisbeth wach, als sie das Motorengeräusch in der Einfahrt und das Zuschlagen der Fahrertür hörte. Mit einem entspannten Lächeln im Gesicht schlief sie weiter ...

Heut' kommt der Hans zu mir, freut sich die Lies' ...

Frühlingsgefühle

Eine Sitztanz-Geschichte zu „Es tönen die Lieder"

Es tönen die Lieder

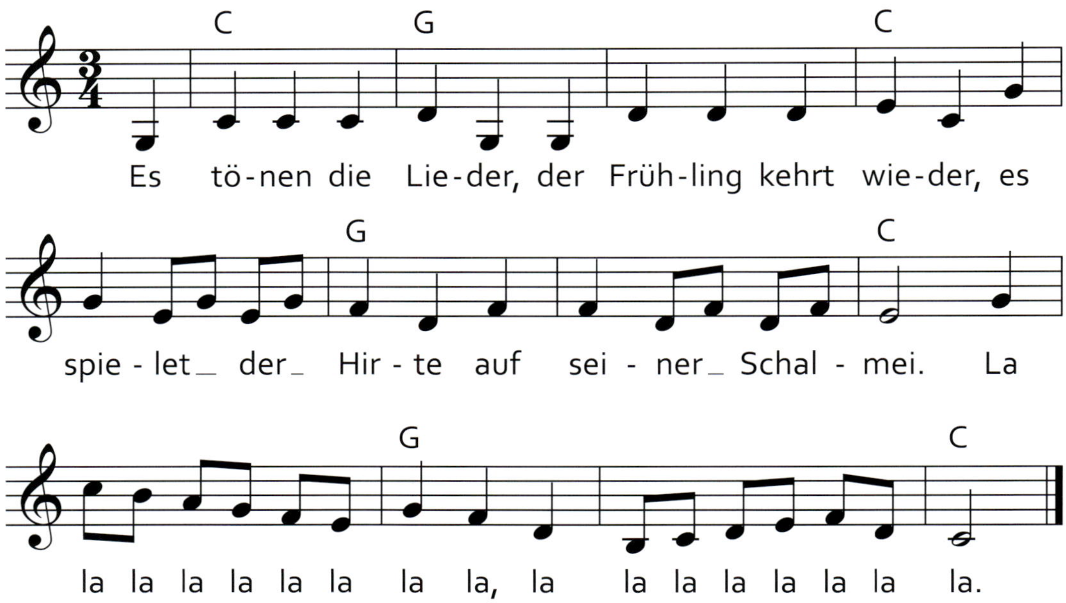
C G C
Es tö-nen die Lie-der, der Früh-ling kehrt wie-der, es
G C
spie - let der Hir - te auf sei - ner Schal - mei. La
G C
la la la la la la la la, la la la la la la la la.

Bewegungen

Es tönen die Lieder, ...

– die Arme nach oben strecken und im Takt von links nach rechts wiegen

... der Frühling kehrt wieder, ...

– die Unterarme (wie beim Wolle wickeln) vor dem Körper umeinander kreisen lassen

... es spielet der Hirte ...

– im Takt einmal dem rechten und einmal dem linken Sitznachbarn zunicken

... auf seiner Schalmei.

– die Finger wie beim Flötespielen bewegen

La la la la la la la la,
la la la la la la la la.

– einander an den Händen fassen und die Hände vor- und zurückschwingen lassen

Sitztanz-Geschichte

Eisig kalt war der diesjährige Winter. Gerda mag die Kälte gar nicht. Außerdem hat sie bei Schnee und Eis immer Angst zu stürzen und bleibt lieber zu Hause. Doch für den heutigen Tag hat der Wetterfrosch die Einkehr des Frühlings angekündigt. Gerda kann es gar nicht erwarten, aus dem Fenster zu sehen. Das Erste, was sie tut, ist, die Rollos nach oben zu ziehen. Das erste Rollo ist kaum einen Zentimeter nach oben gewandert, da sucht sich schon ein Sonnenstrahl seinen Weg in Gerdas Wohnung. Der Frühling! Er kommt wirklich ...

Es tönen die Lieder ...

Nachdem Gerda in diesem Winter so lange in ihrer Wohnung gesessen hat und nicht rauskonnte, kann sie es nun kaum erwarten, den ersten Frühlingsspaziergang zu unternehmen. Sie ruft ihre Freundin Inge an, und die beiden verabreden sich. Gerda trinkt nur schnell eine Tasse Kaffee und isst eine Scheibe Brot. Dann klingelt es auch schon, und Inge steht vor der Tür. „Na, bist du bereit für einen Spaziergang durch die Sonne?", fragt Inge. „Ja, schließlich habe ich darauf fast fünf kalte Monate gewartet", antwortet Gerda vergnügt. Sie schlüpft in ihre Jacke, und die beiden Freundinnen ziehen los.

Es tönen die Lieder ...

Dieses Gefühl, wenn der Frühling endlich da ist, kennt Gerda schon, seitdem sie ein Kind ist. Was genau diese „Frühlingsgefühle" ausmacht, ist schwer zu beschreiben. Es ist diese ganz bestimmte Art, wie die Sonne das Gesicht streichelt. Es ist dieser ganz besondere Geruch, der in der Luft liegt. Plötzlich weiß man es, einfach so: Es ist Frühling. Gerda merkt, dass auch Inge es spürt, und die Tiere spüren es wohl auch. Um sie herum singen und trillern die Vögel, wie sie es nur im Frühling tun. Sie singen ihr ganz eigenes Frühlingslied.

Es tönen die Lieder ...

Noch sind die Bäume kahl, doch hier und da sieht man schon grüne Blättchen aufblitzen. Die Natur erwacht aus dem Winterschlaf. Das Leben kehrt zurück und bereitet sich auf ein neues Jahr voller Blüten und Frohsinn vor. Die beiden Damen freuen sich wie Kinder, als sie an einer Lichtung ein ganzes Büschel

Schneeglöckchen entdecken, die sich ihren Weg durch das Unterholz gebahnt haben. Dort stehen sie und machen unmissverständlich klar, dass jetzt wirklich der Frühling anbricht und der Winter ein Ende findet.

Es tönen die Lieder ...

Wie wunderbar unbeschwert dieses Wetter doch macht. Inge und Gerda sprechen über Erlebnisse aus ihrer Jugend. Die beiden kennen sich schon sehr lange. In dem Wald, durch den sie jetzt spazieren, hat Inge ihren ersten Kuss bekommen. Auch damals hatte sie Frühlingsgefühle, auch wenn diese eine etwas andere Natur hatten. Inge muss lachen: Für die Einzigartigkeit der Pflanzen, Bäume und Tiere hatte sie damals noch nicht den rechten Blick. Um manche Dinge sehen zu können, muss man wohl erst ein paar Jahre auf dem Buckel haben. Auch den Frühling weiß sie heute viel mehr zu schätzen als in ihrer Jugend.

Es tönen die Lieder ...

Gerda und Inge kehren zum Abschluss ihres ersten Frühlingsspaziergangs in einem Café ein. Die beiden gönnen sich zur Feier des Tages und zur Feier des Frühlings ein Stück Torte. Insgeheim wünscht sich Gerda, der Tag möge nie zu Ende gehen. Doch sie weiß ja, dass ab jetzt noch viele weitere wunderbare Frühlingstage auf sie warten. Sie und Inge beschließen, dass sie sich nun jede Woche treffen und einen ausgiebigen Spaziergang unternehmen. Die Torte schmeckt wunderbar, und im Hintergrund dudelt das Radio leise und beschwingt ...

Es tönen die Lieder ...

Besser spät als nie

Eine Sitztanz-Geschichte zu „Hejo, spann den Wagen an“

Hejo, spann den Wagen an

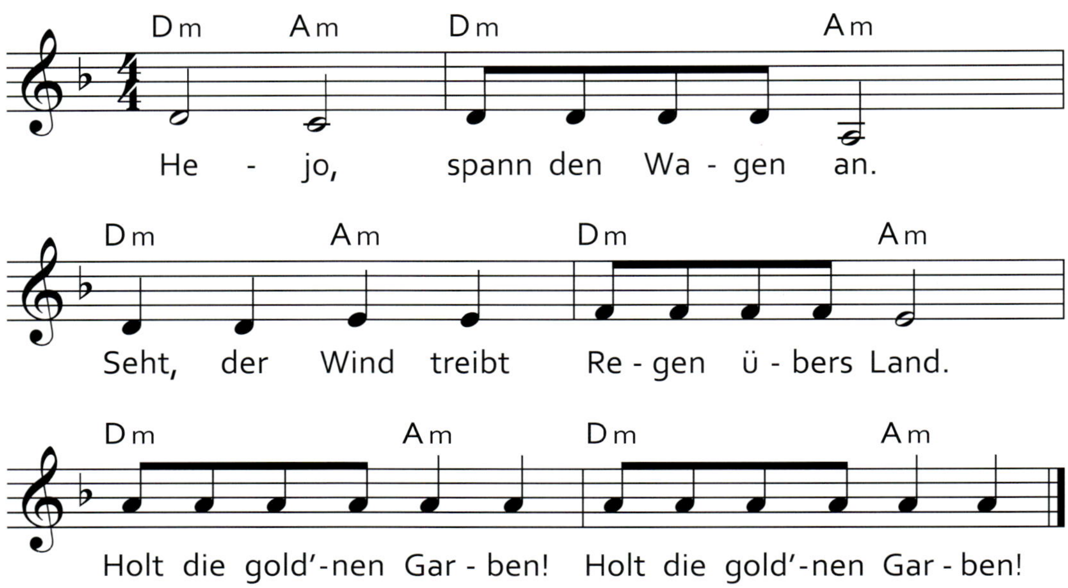

Bewegungen

<table>
<tr><td colspan="2">Hejo, spann den Wagen an.</td></tr>
<tr><td>– auf „Hejo“</td><td>zweimal im Takt klatschen,</td></tr>
<tr><td>– bei „spann den Wagen an“</td><td>im Takt auf der Stelle marschieren (Arme schwingen mit)</td></tr>
<tr><td colspan="2">Seht, der Wind treibt Regen übers Land.</td></tr>
<tr><td colspan="2">– mit den Fingern pantomimisch Regen darstellen, dabei die Arme auf und ab bewegen</td></tr>
<tr><td colspan="2">Holt die goldenen Garben!</td></tr>
<tr><td>– auf „Holt“</td><td>einmal mit beiden Händen gleichzeitig auf die Oberschenkel klatschen</td></tr>
<tr><td>auf „goldenen“</td><td>einmal in die Hände klatschen</td></tr>
<tr><td>auf „Garben“</td><td>im Takt einmal mit dem rechten und dann mit dem linken Fuß aufstampfen</td></tr>
<tr><td colspan="2">Holt die goldenen Garben!</td></tr>
<tr><td colspan="2">– Wiederholung</td></tr>
</table>

Sitztanz-Geschichte

Luisa und Jochen kennen sich schon seit über fünfzig Jahren. Seit der Grundschulzeit. Jochen hatte schon als kleiner Junge immer nur Augen für seine Luisa – aber damals nie den Mut, sie auch nur zu fragen, ob sie eine Runde Fußball mit ihm spielen möchte. Vom gemeinsamen Eisessen mal ganz abgesehen ...

Auch danach sind die beiden sich immer wieder über den Weg gelaufen. Es hat sich für Jochen aber nie ergeben, Luisa zu fragen, ob sie mehr Zeit mit ihm verbringen möchte als in der Schule oder im Gemeindechor. Sein Freund Lukas konnte es schließlich gar nicht mehr mit ansehen. „Nun schnapp sie dir doch einfach, sprich sie an! Sonst wird sich jemand anderer sie holen ..."

Hejo, spann den Wagen an ...

Jochen hatte aber einfach nicht den Mut, Luisa zu fragen, ob sie einmal mit ihm ausgehen würde. Er war anders als Lukas. Lukas sagte immer, was er dachte. Und er tat, was er wollte. Lukas war der Sohn eines Bauern. Ob das etwas mit seinem Mut und seiner Gradlinigkeit zu tun hatte, bliebe dahingestellt.

Es kam jedenfalls, wie es kommen musste: Eines Tages sah Jochen „seine" Luisa Hand in Hand mit einem anderen Jungen durch das Dorf spazieren. Für Jochen brach eine Welt zusammen. Er lief geradewegs zu Lukas und klagte ihm sein Leid. Der war gerade dabei, Strohballen in der Scheune zu stapeln, und antwortete – gar nicht verwundert: „Na, ich hab's dir ja gesagt ..."

Hejo, spann den Wagen an ...

Jochen brauchte lange, um über Luisa hinwegzukommen. Er fragte sich noch viele Jahre später, was gewesen wäre, wenn er sie nur einmal zum Tanzen, oder auch nur auf ein Eis eingeladen hätte. Wären sie dann ein Paar geworden? Und ewig kreisten Lukas' Worte in seinem Kopf herum: „Schnapp sie dir, sonst wird sich jemand anderer sie holen..."

Hejo, spann den Wagen an ...

Den Tag, an dem Jochen in einer Zeitungsannonce las, dass Luisa heiraten würde, erklärte er fortan zum schwärzesten Tag in seinem Leben. „Hätte sie sich das nicht noch einmal anders überlegen können?", fragte er Lukas, ohne aber auch nur den Hauch einer Antwort zu erwarten. „Hätte ich nur noch eine Chance ..." Lukas tat sein Freund leid. An ihm ging es keinesfalls spurlos vorbei, Jochen so unglücklich zu sehen. Aber mehr, als es ihm wieder und wieder zu sagen und ihn zu ermutigen, hätte auch er nicht machen können. Wie sähe das denn aus, wenn er zu einem Mädchen ginge und es für Jochen zum Tanzen einladen würde? Sein Vater hatte ihm schon früh beigebracht, auf das, was um ihn herum geschieht, sorgsam zu achten. Und das zu tun, was er als wichtig und richtig empfindet. Vor allem aber, glücklich zu sein ...

Hejo, spann den Wagen an ...

Lukas wollte Jochen nicht mehr länger so traurig sehen und machte ihn mit einer guten Freundin bekannt. Als Jochen von seiner Absicht erfuhr, reagierte er ziemlich abweisend, ja fast wütend. Schnell begriff er jedoch, dass er irgendwie über Luisa hinwegkommen musste. Und so lernte er eine hübsche, kluge, nette junge Frau kennen und ging mit ihr aus ...

Hejo, spann den Wagen an ...

Sie heirateten. Die Ehe hielt allerdings nicht lange. Ob es daran lag, dass Jochen immer wieder an Luisa denken musste, wusste niemand so genau. Nach zwei Jahren gingen er und seine Frau wieder getrennte Wege – wenigstens in Freundschaft.

Jochen lebte fortan wieder allein in einer kleineren Wohnung. Als er eines Nachmittags nach Feierabend ein paar Einkäufe erledigen wollte, tippte ihm auf einmal von hinten jemand auf die Schulter. Er drehte sich um und traute seinen Augen nicht: Vor ihm stand Luisa – schöner als je zuvor. Er schluckte und wusste gar nicht, was er sagen sollte. Doch augenblicklich schossen ihm die Worte seines Freundes Lukas durch den Kopf ...

Hejo, spann den Wagen an ...

Sie standen noch lange vor dem Laden und unterhielten sich über die gemeinsame Schulzeit, darüber, welche Berufe sie erlernt hatten und wie es ihren Eltern ergangen war. Jochen fühlte sich so wohl wie schon lange nicht mehr. Und er bedauerte sehr, dass er nicht schon viel eher den Mut gehabt hatte, Luisa anzusprechen. Aber der Zug war ja wohl für immer abgefahren ...

Hejo, spann den Wagen an ...

Das dachte er jedenfalls, denn schließlich gehörte es sich nicht, eine verheiratete Frau so einfach zu einem weiteren Treffen einzuladen. Bis ... ja, bis Luisa ihm beim Abschied schließlich erklärte, dass sie ebenfalls geschieden war. Jochen war so überrascht, dass er gar nicht wusste, was er tun oder auch nur sagen sollte. Er war heilfroh, dass Luisa den Vorschlag machte, sich doch einmal auf ein Glas Wein in der Stadt zu treffen. Natürlich ging er sofort bei Lukas vorbei und erzählte ihm, wen er getroffen hatte. Und dass Luisa nicht mehr verheiratet war. Lukas schmunzelte, kräuselte seine Stirn und sagte nur: „Du weißt, was ich dir jetzt raten würde?!"

Hejo, spann den Wagen an ...

Und ja, Jochen wusste es. Er strahlte über das ganze Gesicht und war so glücklich wie noch nie zuvor. Noch am selben Abend verabredete er sich mit Luisa. Nicht einmal ein Jahr später heirateten sie ...

So glücklich wie vor über dreißig Jahren sind sie heute noch. Und schmunzeln können sie über ihre lange Kennenlerngeschichte allemal ...

Hejo, spann den Wagen an ...

Weniger ist mehr

Eine Sitztanz-Geschichte zu „Froh zu sein bedarf es wenig“

Froh zu sein bedarf es wenig

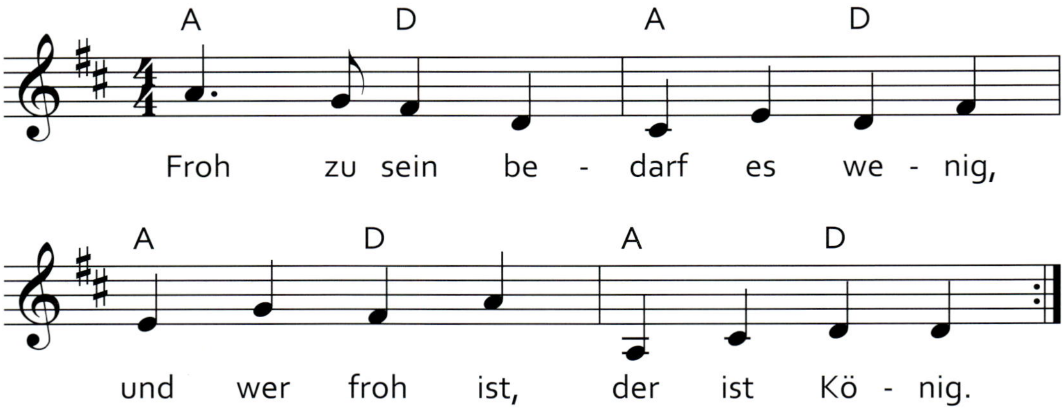

Bewegungen

Froh zu sein bedarf es wenig, …

- die Hände vor dem Bauch gegeneinanderdrücken (Finger gestreckt), dann aus dieser Position die Arme nach oben strecken

… und wer froh ist, der ist König.

- die Hände über dem Kopf so drehen, dass die Handrücken einander zugewandt sind; dann die ausgestreckten Arme über die Seiten nach unten führen, dabei einen großen Kreis in die Luft malen und in der Ausgangsposition enden

Zweiter Durchgang:

Froh zu sein bedarf es wenig …

- Füße nah am Stuhl aufsetzen und gegeneinanderdrücken, dann Unterschenkel nach vorne strecken

… und wer froh ist, der ist König.

- mit gestreckten Beinen die Füße zum Boden absenken, dann mit jedem Fuß einen Halbkreis nach außen „auf den Boden malen" und in der Ausgangsposition enden

Sitztanz-Geschichte

Elise arbeitet im Garten und zupft ein bisschen Unkraut. Da sieht sie ihre Nachbarin Hiltrud zu ihr herüberwinken. Seufzend unterbricht Elise ihre Tätigkeit und geht zum Zaun: Eine Unterhaltung mit Hiltrud kann länger dauern. „Ach, arbeitest du im Garten?", fragt Hiltrud als Erstes. Elise schaut an sich herunter. Sie hat die Gartenhandschuhe an und eine Gartenschere in der Hand. Natürlich arbeitet sie im Garten. „Immer diese lästige Gartenarbeit! Ich telefoniere schon die ganze Woche herum, um einen neuen Gärtner zu finden", stöhnt Hiltrud. Elise blickt auf das winzige Blumenbeet und das kleine Stück Rasen, das Hiltrud ihr Eigen nennt. Eine halbe Stunde selbst Hand anzulegen würde ausreichen, denkt Elise. Wer keine Probleme hat, macht sich welche.

Froh zu sein bedarf es wenig ...

„Mir macht die Arbeit im Garten Spaß!", sagt Elise. Hiltrud nickt, sagt dann aber: „Spaß macht mir das mit dem Garten schon lange nicht mehr. Meine Rosen leiden unter einer Läuseplage." Ihre Stimme klingt sehr leidend. Elise schaut zu den wunderschönen Rosen in Hiltruds Garten herüber. „Deine Rosen sehen doch toll aus", sagt sie und meint es auch so. – „Ach, immer diese Krabbeltiere." Hiltrud guckt ein bisschen angewidert. Elise betrachtet ihre eigene Rose. Auch auf ihr tummeln sich ein paar Läuse. Solange es nicht zu viele werden, lässt Elise die Läuse gewähren. Sie findet es schön, wenn davon Marienkäfer angelockt werden. Schon als Kind hat sie immer die Punkte der Marienkäfer gezählt, und das macht sie bis heute. Marienkäfer bringen Glück, hat ihre Mutter immer gesagt.

Froh zu sein bedarf es wenig ...

„Schlimm ist auch unser Rasen!", meckert Hiltrud weiter. „Auf unserem Rasen wachsen mehr Gänseblümchen, Klee und Löwenzahn als Grashalme. Es ist fürchterlich. Wir haben schon überlegt, einfach Kunstrasen zu verlegen, dann hätte der Spuk endlich ein Ende."

Elise gibt sich Mühe, aber auf der Wiese der Nachbarin kann sie beim besten Willen keinen Klee erkennen. In ihrem eigenen Garten schon. Sie freut sich, als eine kleine Wildbiene auf einer Kleeblüte landet, und beschließt, den Rasen erst morgen zu mähen.

Froh zu sein bedarf es wenig ...

„Es ist aber sehr aufwendig, Kunstrasen im Garten zu verlegen. Darunter muss alles geschottert werden. Das wäre viel Arbeit und viel Dreck. Deswegen werden wir es nicht machen." Hiltrud meint es ernst. Elise nickt freundlich und ist sehr froh darüber, dass das Vorhaben nicht umgesetzt wird. Sie findet, dass Plastik im Garten nichts zu suchen hat. Eine echte Wiese ist einfach viel schöner als Kunstrasen. Es fühlt sich auch viel schöner an, mit nackigen Füßen darüberzulaufen. Elise liebt es, im Sommer Schuhe und Socken auszuziehen und die Grashalme unter der Fußsohle zu spüren.

Froh zu sein bedarf es wenig ...

Hiltrud hat noch mehr zu jammern: „Geld kostet das ja auch alles! Was man für so ein paar Blümchen ausgeben muss und was die Gärtner für die Pflege nehmen – also, heute würde ich mir keinen Garten mehr anschaffen." Elise könnte sich ein Leben ohne ihren Garten nicht vorstellen. Geld für Blumen gibt sie fast nie aus. Die Pflanzen bekommt sie meist von Freunden. Es hat doch fast jeder den einen oder anderen Ableger zu verschenken. Ihr Blumenbeet erstrahlt in allen Farben des Regenbogens. Elise findet es wunderschön.

Froh zu sein bedarf es wenig ...

Hiltrud lässt sich wohl heute nicht mehr trösten. Elise verabschiedet sich mit den Worten: „Du, ich muss jetzt weitermachen. Dir noch viel Glück bei der Gärtnersuche!" Sie geht in ihr Blumenbeet und merkt, wie ihr Herz einen ganz kleinen Hüpfer macht, als ein Schmetterling auf dem lilafarbenen Flieder landet, den sie vor fünf Jahren selbst gepflanzt hat. Ein Beet, ein Stückchen Wiese, eine Gartenschere und ab und zu auch mal eine Gartenliege: Mehr braucht Elise nicht, um glücklich zu sein.

Froh zu sein bedarf es wenig ...

In Freundschaft verbunden

Eine Sitztanz-Geschichte zu „Trara, das tönt wie Jagdgesang“

Trara, das tönt wie Jagdgesang

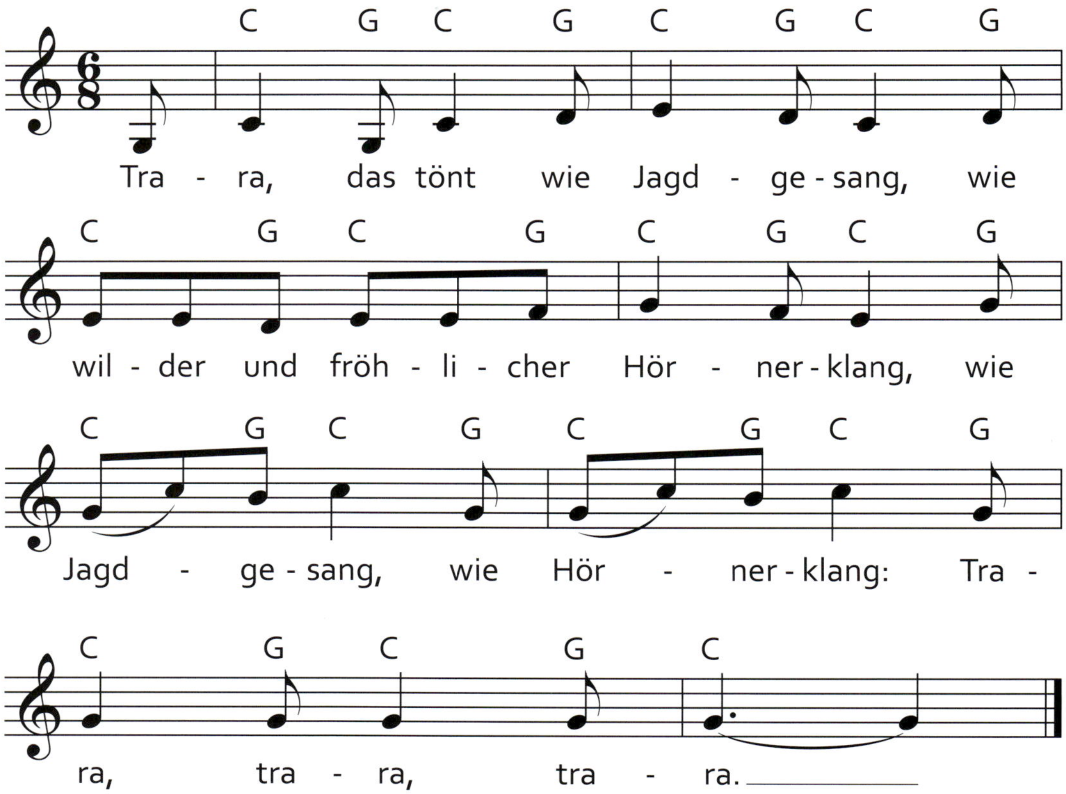
C G C G C G C G
Tra - ra, das tönt wie Jagd - ge - sang, wie
C G C G C G C G
wil - der und fröh - li - cher Hör - ner - klang, wie
C G C G C G C G
Jagd - ge - sang, wie Hör - ner - klang: Tra -
C G C G C
ra, tra - ra, tra - ra.

Bewegungen

Trara, das tönt wie Jagdgesang, ...

- bei „Trara" mit der rechten Hand einen fiktiven Taktstock nach oben und wieder nach unten schwingen; danach die linke Hand ans Ohr legen und in die Ferne lauschen

... wie wilder und fröhlicher Hörnerklang, ...

- im Takt auf der Stelle gehen (Füße abwechselnd anheben) und dabei mit den Händen auf die Oberschenkel klatschen

... wie Jagdgesang, wie Hörnerklang: ...

- bei „Jagdgesang" mit dem rechten Arm eine sich öffnende Geste machen (wie ein Opernsänger)
- bei „Hörnerklang" mit der linken Hand ein fiktives Horn in Kopfhöhe halten

Trara, trara, trara.

- beide Hände wie ein Dirigent im Takt schwingen

Sitztanz-Geschichte

Jakob und Thomas sind seit Kindertagen die besten Freunde. Sie gingen früher zusammen in den Kindergarten, teilten sich eine Schulbank und spielten lange im selben Fußballverein. Mittlerweile sind beide verheiratet und haben Kinder. Die Arbeit hat sie in unterschiedliche Städte verschlagen. Trotzdem – oder gerade deswegen – versuchen die beiden, ihren engen Kontakt weiter aufrechtzuerhalten. Schließlich verbindet sie eine enge und lange Freundschaft.

Da sie gerne in der Natur sind und auch als Kinder oft in Wald und Feld unterwegs waren, haben die beiden eine Vereinbarung getroffen: Mindestens einmal im Monat treffen sie sich zum Wandern ...

Trara, das tönt wie Jagdgesang ...

Dann ziehen sie sich ihre Wanderkleidung an, setzen gut gepackte Rucksäcke auf, schnappen sich ihren Hut, die Wanderschuhe und marschieren los. Meist wählen sie Strecken aus, die sie durch Wälder führen, an Feldern vorbei und über saftig grüne Wiesen.

Solche Wanderungen machen sie nun schon seit mehr als zehn Jahren. Dabei probieren sie immer neue Wege aus und haben dadurch schon viel erlebt und gesehen. Doch heute ist irgendetwas anders: Als sie nach einer Weile mit Stock und Hut am Rande eines Waldes ankommen, hören sie in der Ferne eine leise Melodie ...

Trara, das tönt wie Jagdgesang ...

Jakob horcht als Erster auf: „Hast du das gehört?", fragt er Thomas. Thomas hebt seinen Kopf: „Hm, was denn? Nein, ich höre nichts." „Horch mal genau. Hörst du das nicht? Da wird irgendwo eine Melodie gesungen ..." Thomas versucht sich zu konzentrieren. Und ja, auf einmal hört er sie auch, ganz leise ...

Trara, das tönt wie Jagdgesang ...

„Was mag da wohl los sein?", fragt Jakob interessiert. „Ob da ein Fest gefeiert wird? Oder gar eine Jagd stattfindet?" Nun muss man wissen, dass Jakob sich schon seit Kindertagen für die Jägerei interessiert. Früher haben sie im Wald oft gespielt, sie seien Jäger auf der Jagd nach Wildschweinen, Rehen, irgendwelchen Vögeln oder auch nach Füchsen, die die Schafherden bedrohten. Mit verschiedenen Stöcken „bewaffnet" pirschten sie von Baum zu Baum und trugen am Ende des Tages stolz ihre „Beute" nach Hause. Meist pfiffen sie dabei so manches Jägerlied ...

Trara, das tönt wie Jagdgesang ...

Ein richtiger Jäger ist Jakob allerdings nie geworden, dafür ist er ein viel zu guter Tierfreund. Aber er kennt sich wirklich gut aus in dem Metier! Und so kommt es nicht von ungefähr, dass er bei dem leisen Klang, der aus dem Wald hallt, hellhörig wird ...

Die beiden Freunde gehen langsam in den grünen Wald hinein, begleitet von der leisen, wohlbekannten Melodie, die sich regelmäßig mit kurzen Pausen wiederholt. Mal lauter, mal leiser – je nachdem, wie gut der leichte Wind die Töne zu ihnen herüberträgt.

Als sie an der Quelle eines kleinen Bachs ankommen, ist das Rauschen des Wassers so laut, dass sie die Melodie zum ersten Mal seit Beginn ihrer Wanderung nicht mehr hören können. Und die Quelle ist einfach so schön anzusehen, dass sie für einen Moment alles andere vergessen. Sie atmen die frische Luft ein und halten inne. Beide sitzen ruhig da und schauen auf das Wasser, das sich in seinem eigenen Tempo bewegt.

Man kann nur erahnen, dass beide gerade an all die schönen und besonderen Momente denken, die sie schon gemeinsam erleben durften ...

Trara, das tönt wie Jagdgesang ...

... so weht der Wind die Töne doch wieder zu Jakob und Thomas herüber. Nach ihrer kurzen Rast machen sie sich weiter auf den Weg durch den Wald. Beide sind sich einig: Sie müssen heute auf ihrer Wanderung unbedingt noch herausfinden, woher die schöne Melodie stammt.

„Hörst du, es wird lauter?", fragt Thomas und richtet seinen Blick nach vorn. „Ja", sagt Thomas, „wir scheinen auf dem richtigen Weg zu sein"

Trara, das tönt wie Jagdgesang ...

Zu ihrer Linken erscheint auf einmal ein schmaler Pfad, der weiter nach oben in den Wald führt. Die beiden bleiben an der Gabelung stehen und versuchen zu erkennen, wohin der Weg führt. „Lass uns ein Stück des Weges gehen", schlägt Thomas vor, „vielleicht können wir ja dort vorne etwas erkennen." Er zeigt auf eine kleine Lichtung etwa hundert Meter vor ihnen. „Das ist eine gute Idee", stimmt Jakob zu und geht voran. Thomas folgt ihm. Auf der kleinen Lichtung angekommen, müssen beide sich erst einmal wieder an das helle Sonnenlicht gewöhnen. Im Wald waren sie die ganze Zeit durch die dichten Bäume geschützt. Sie schauen sich um.

Und da ertönt die Melodie auch schon wieder. So kräftig und laut wie nie zuvor ...

Trara, das tönt wie Jagdgesang ...

„Da!", ruft Jakob auf einmal. Thomas dreht sich um. Am Ende des schmalen Weges tut sich eine weitere Lichtung auf. Sogar eine kleine Hütte ist dort zu sehen. Und Jakob meint, auch ein paar sich bewegende Gestalten zu erkennen. Frischen Mutes gehen sie den Weg hinauf – und staunen nicht schlecht.

Tief im Wald und hoch oben auf dieser Lichtung steht doch tatsächlich ein Chor, der seine Lieder trällert. Mit Posaunenchor im Hintergrund. Völlig fasziniert bleiben die beiden am Rande des Geschehens stehen und genießen die eindrucksvollen Töne ...

Trara, das tönt wie Jagdgesang ...

Als der Chorleiter sie entdeckt, winkt er die beiden zu sich herüber. Ein wenig schüchtern mischen Jakob und Thomas sich unter die Leute, die sie fast freundschaftlich begrüßen. Und es ist überhaupt keine Frage, ob die beiden mitsingen dürfen – schon nach ein paar Minuten stehen sie inmitten des großen Chores und singen, was das Zeug hält.

Trara, das tönt wie Jagdgesang ...

Als sie sich auf den Rückweg machen, dämmert es schon. Völlig frei und ohne Sorgen, dafür mit kräftigen Tönen im Ohr, wandern sie durch den Wald nach Hause.

Ein eindrucksvoller Tag, den sie so schnell nicht vergessen werden ...

Trara, das tönt wie Jagdgesang ...

Hoch hinaus

Eine Sitztanz-Geschichte zu „Hoch soll er leben“

Hoch soll er leben

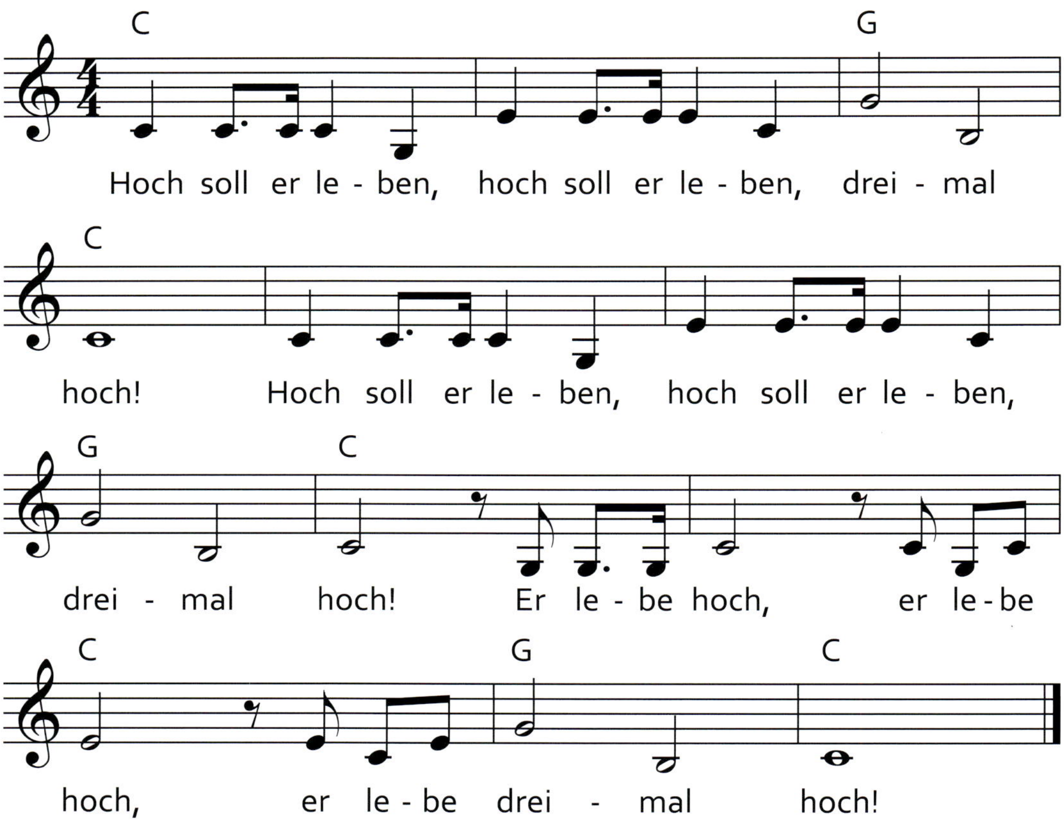

Bewegungen

Hoch soll er leben,
hoch soll er leben,
dreimal hoch.

Er lebe hoch,
er lebe hoch,
er lebe hoch,

er lebe hoch,
er lebe hoch,
er lebe hoch,

hoch, hoch,
er lebe hoch,
hoch, hoch,
er lebe hoch,
er lebe hoch.

- im Takt:
  jeweils bei „hoch“ die Arme nach oben strecken (dazu evtl. vorher farbige Tücher oder Servietten verteilen);
  im zweiten Durchgang: bei „hoch“ die Beine nach vorn ausstrecken;
  sehr fitte Gruppen können in einem dritten Durchgang gleichzeitig die Arme nach oben und die Beine nach vorn ausstrecken

Sitztanz-Geschichte

Heute ist der siebzigste Geburtstag von Franz, und der möchte hoch hinaus. Wie siebzig fühlt sich Franz eigentlich noch gar nicht. Natürlich sind die Knie mittlerweile ein bisschen morsch, und ihn plagt das eine oder andere Wehwehchen, aber im Großen und Ganzen ist er fit wie ein Turnschuh. Das möchte er der Welt heute auch zeigen, und so hat er sich mit seinen zwei besten Freunden zu einer Bergwanderung verabredet. Oben auf der Berghütte findet nach dem Aufstieg die Geburtstagsfeier statt. Seine Frau und die anderen Gäste fahren mit dem Auto. Genau passend ist es, dass seine Frau ihn heute schon mit dem Lied „Hoch soll er leben!" geweckt hat.

Hoch soll er leben ...

Zum Frühstück genießt Franz nicht nur Brot, Eier und Speck, sondern auch ein Stück Geburtstagskuchen. Wer wandern will, braucht schließlich eine gute Grundlage. Ein belegtes Brot und eine Flasche Wasser packt er sich für unterwegs in den Wanderrucksack. So ist er gut vorbereitet. Aber auch auf die richtige Ausrüstung kommt es bei einer Bergwanderung an. Das weiß Franz natürlich. Er steigt noch schnell auf den Dachboden, um seine Wanderschuhe zu holen. Während er die Treppe hinaufkraxelt, singt seine Frau schon wieder ...

Hoch soll er leben ...

Passend ausgestattet geht es los, seine Freunde Ingo und Paul warten schon am nahe gelegenen Wanderparkplatz. „Sollen wir nicht doch lieber das Auto nehmen?", neckt Ingo, aber er meint es natürlich nicht ernst. Die Freunde marschieren los und genießen es, mit der Kraft der eigenen Beine vorwärtszukommen. Schritt für Schritt steigen sie höher, und natürlich haben sie, so wie es sich bei einer echten Wanderung gehört, immer ein Lied auf den Lippen. Da Franz Geburtstag hat, trällern sie auch immer wieder ein Geburtstagslied.

Hoch soll er leben ...

Obwohl alle drei Freunde nicht mehr die Jüngsten sind, kommen sie gut voran. Sie bestaunen die schönen Wege, Pflanzen und Bächlein, an denen sie vorbeiwandern. An einer Lichtung mit Hochstand machen sie Pause. Franz lässt es sich nicht nehmen, auf den Hochstand hinaufzuklettern. Weit oben fühlt er sich einfach am wohlsten.

Hoch soll er leben ...

Endlich nähern sich Ingo, Paul und Franz der Berghütte. Franz freut sich schon, dort seine Freunde, Bekannten und natürlich die Familie zu sehen. Obwohl sie immer viel zu tun haben, sind heute auch seine beiden Söhne, Fabian und Oliver, angereist. Als Franz die Tür der Berghütte öffnet, stehen die beiden ganz vorne zusammen mit seiner Frau. Die ganze Gesellschaft blickt ihn an und beginnt zu singen.

Hoch soll er leben ...

„Weißt du noch, wie du uns als Kind immer hochgehoben hast bei diesem Lied?", fragt Fabian seinen Vater Franz und zwinkert mit den Augen. „Heute können wir dich ja mal hochheben!" Kaum gesagt, schon sitzt Franz auf einem Stuhl, und links fasst sein Sohn Fabian und rechts sein Sohn Oliver an. Die Gesellschaft stimmt noch einmal das Lied „Hoch soll er leben!" an, und bei jedem „Hoch" wird Franz von seinen beiden Söhnen nach oben gehoben. Es ist so ein schönes Gefühl, von Freunden und Familie gefeiert zu werden. Franz hofft, das noch oft erleben zu dürfen.

Hoch soll er leben ...

Der erste Abend

Eine Sitztanz-Geschichte zu „Abendstille überall“

Abendstille überall

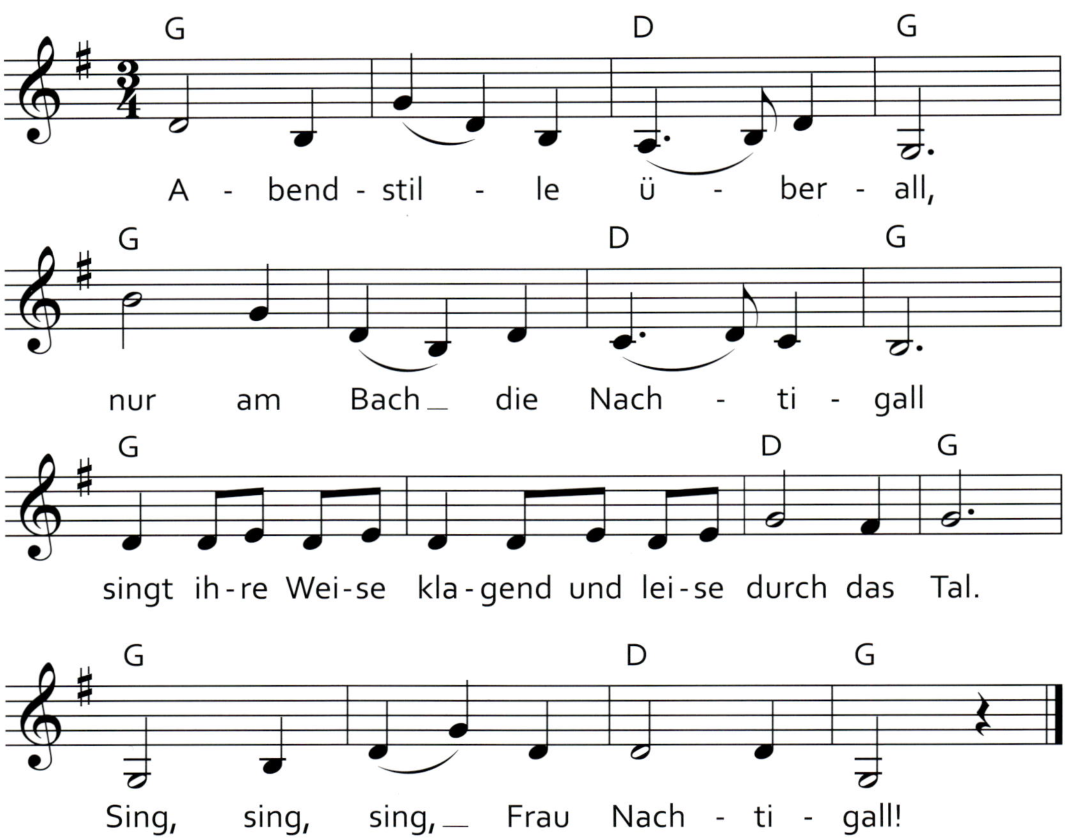

Bewegungen

Abendstille überall, ...

- bei „Abendstille“ — den rechten Zeigefinger senkrecht vor die Lippen halten
- bei „überall“ — die Arme weit öffnen

... nur am Bach die Nachtigall ...

- beide Arme seitlich ausstrecken und langsames Flügelschlagen nachahmen

... singt ihre Weise klagend und leise ...

- den Oberkörper im Takt seitlich nach rechts und links wiegen

... durch das Tal.

- mit den Händen kleine Wellenbewegungen machen

Sing, sing, sing, Frau Nachtigall!

- die rechte Hand so halten, als hätte man die Nachtigall in der Hand; auf jedes „Sing“ die Hand etwas höher halten

Sitztanz-Geschichte

Maria und Peter haben sich nach langer Zeit einen großen Traum erfüllt: Sie haben endlich ein eigenes Häuschen gekauft, genauso, wie sie es sich immer vorgestellt hatten – am Stadtrand, mit einem großen Garten für die Kinder und in der Nähe eines Waldstücks.

Für ihren Traum haben sie lange gespart, und der Umzug war mit viel Arbeit verbunden. Als sie aber nach all der Mühe den ersten Abend auf ihrer eigenen Terrasse saßen – damals noch auf Klappstühlen – spürten sie sofort, dass sich all die Mühe gelohnt hatte ...

Abendstille überall ...

Sie genossen die Stille abseits des Stadtlebens und die Ruhe nach dem anstrengenden Umzug.

Maria weiß heute noch genau, wie sie beide ein Gläschen Rotwein in der Hand hielten und zwischen ihnen eine Schüssel mit selbst gemachtem Kartoffelsalat und ein Korb Brot standen. Maria hatte Kartoffelsalat, frische Fleischwurst und Brot für die Helfer vorbereitet – das waren nun die Reste. Viel Hunger hatten sie aber eigentlich nicht mehr. Das Gläschen Wein, die Stille und die Zeit miteinander – das war genug, damit beide rundum zufrieden waren ...

Abendstille überall ...

In den Tagen nach dem Umzug werkelten sie im Haus. Die Schränke mussten aufgebaut und Kisten ausgeräumt werden. Auf dem Dachboden gab es eine Wand, die noch gestrichen werden musste. Die Kinder fanden es natürlich äußerst spannend, was Mama und Papa alles taten. Vor allem aber, was aus den ganzen Kisten zum Vorschein kam! Ehe sich's Maria und Peter versahen, standen die Bücher in der Küche, die Zahnputzbecher im Wohnzimmer, und die gute Weihnachtstischdecke lag auf dem Boden in einem der Kinderzimmer.

Maria stand im Türrahmen, hielt in der rechten Hand den Pinsel mit weißer Farbe und strich sich mit der linken Hand eine Haarsträhne aus dem Gesicht. Nachdem sie einmal tief durchgeatmet hatte, musste sie schmunzeln und dachte still:

„Lieber Gott, lass Abend werden ..."

Abendstille überall ...

Und es wurde Abend. Nachdem Peter noch die Pinsel ausgewaschen und Maria die Küche aufgeräumt hatte, saßen beide wieder auf ihrer Terrasse und lauschten der Stille.

Die Jahre vergingen. Nach und nach richteten sie das Haus nach ihren Vorstellungen und Wünschen ein. Auch den Garten gestalteten sie ganz nach ihren eigenen Vorstellungen. Da Maria einen grünen Daumen hatte, waren die Blumenbeete ein wahrer Traum. Die Nachbarn beneideten sie darum. Marias Herzstück des Gartens blieb aber – wie am ersten Tag – die gemütliche Terrasse. Noch heute denkt sie an die vielen lauen Sommerabende, die sie dort zu zweit, mit der Familie oder auch mit Freunden verbracht haben ...

Abendstille überall...

Heute stehen gewiss keine Klappstühle mehr auf der Terrasse. Nein. Maria und Peter haben sich stabile und gute Holzmöbel zugelegt, in denen man viele gemütliche Stunden verbringen kann. Und das taten sie auch. Die Polster hat Maria hin und wieder neu bezogen – damit sie auch ja gut zur Tischdecke passten. Sie erinnert sich gerne an die Familienfeiern mit selbst gebackenem Kuchen oder an so manches Grillfest mit Freunden, das sie in gemütlicher Runde haben ausklingen lassen ...

Abendstille überall ...

Mittlerweile sind die Kinder schon groß und aus dem Haus. Wenn Maria und Peter nun abends auf der Terrasse sitzen – bei einem Gläschen Rotwein, Käse und frischem Brot – kommt es schon mal vor, dass sie das bunte Treiben im Haus vermissen ...

Abendstille überall ...

An den Wochenenden kehrt aber Leben zurück ins Haus. Da auch die Kinder den großen ruhigen Garten und den grünen Wald schätzen und lieben gelernt haben, kommen sie, so oft es geht, dorthin zurück. Häufig bringen sie auch Freunde mit, die noch Tage nach ihrem Besuch von Marias Kartoffelsalat schwärmen. In diesen Momenten ist Maria wieder voll in ihrem Element und tut alles, damit die Kinder sich wohlfühlen. Abends geht die junge Generation tanzen. Maria backt meist noch Kuchen für den nächsten Tag, und Peter räumt auf. Wenn sie dann später am Abend auf der Terrasse sitzen, müssen beide schmunzeln und denken: „Wie früher ..."

Abendstille überall ...

Und sie freuen sich darüber, dass es ihren Kindern gut geht und dass sie es geschafft haben, das Haus in all den Jahren zu einem so schönen Zuhause zu machen. Ganz oft denken sie noch an den ersten Abend auf ihrer Terrasse zurück. Wie schön es sich angefühlt hat, das erste Mal den Tag in aller Stille an der frischen Luft gemeinsam ausklingen zu lassen ...!

Abendstille überall ...

Klingende Glocken

Eine Sitztanz-Geschichte zu „Bruder Jakob"

Bruder Jakob

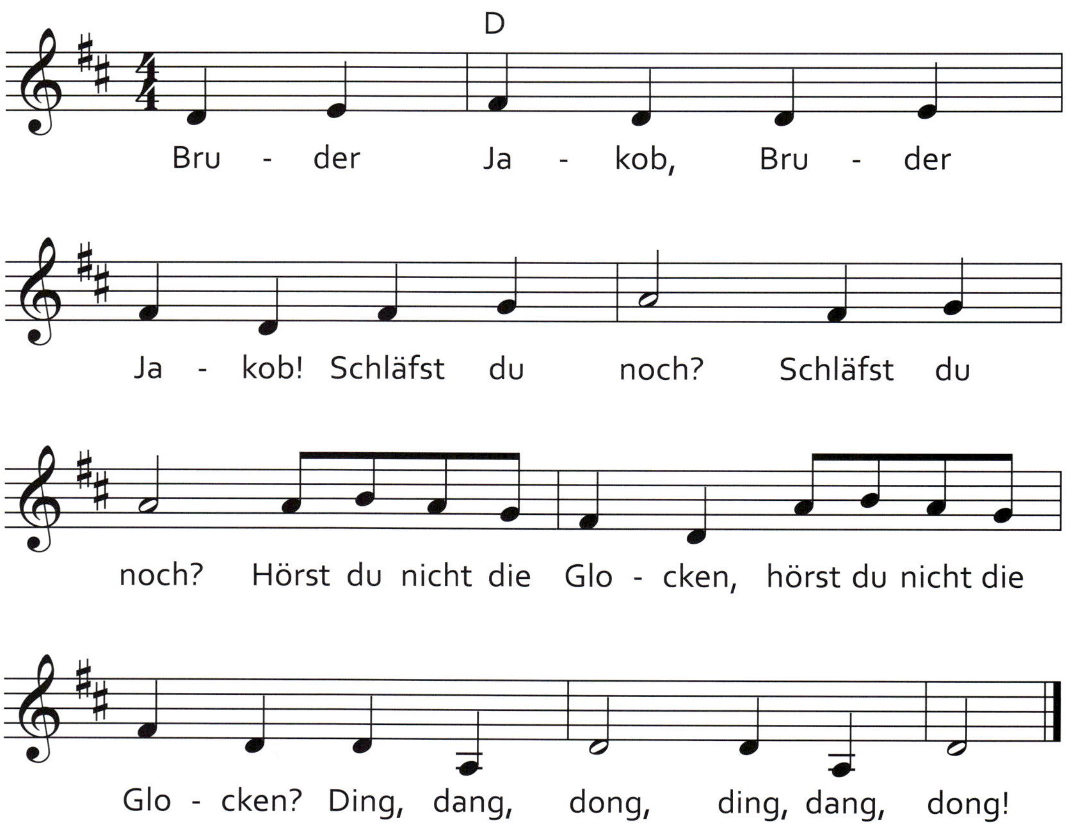
D
Bru - der Ja - kob, Bru - der
Ja - kob! Schläfst du noch? Schläfst du
noch? Hörst du nicht die Glo - cken, hörst du nicht die
Glo - cken? Ding, dang, dong, ding, dang, dong!

Bewegungen

Bruder Jakob, …

– dem linken Sitznachbarn zuwinken

… Bruder Jakob!

– dem rechten Sitznachbarn zuwinken

Schläfst du noch?

– beide Hände aufeinanderlegen und wie ein Kissen an die rechte Wange legen; den Kopf dabei etwas neigen

Schläfst du noch?

– Hände genauso an die linke Wange legen; den Kopf entsprechend mitbewegen

Hörst du nicht die Glocken, …

– den linken Zeigefinger verneinend vor dem Gesicht hin- und herschwenken

… hörst du nicht die Glocken?

– gleiche Bewegung mit dem rechten Zeigefinger

Ding, dang, dong,
ding, dang, dong!

– Arme nach oben ausstrecken und im Takt von links nach rechts schwenken

Sitztanz-Geschichte

Jakob ist Bruder geworden. Nein, er hat keine Schwester bekommen und auch keinen Bruder. Er ist dem Orden der Barmherzigen Brüder beigetreten. Sein tiefer Glaube und seine Liebe zu Gott haben ihm diese Entscheidung nahegelegt. Er ist sehr gern Mitglied des Ordens. Er liebt die Arbeit im Gemüsegarten, die Arbeit in der Küche, und er genießt seine Freizeit in der Bibliothek. Er betet auch gerne. Nur, dass die Gebete so regelmäßig stattfinden, daran muss er sich erst noch gewöhnen. Besonders morgens um sechs, wenn das gemeinsame Morgenlob in der kleinen Kapelle stattfindet, fällt es ihm manchmal schwer, aus dem Bett zu kommen.

Bruder Jakob ...

Wenn er sich einmal aufgerafft hat, dann erfüllt das morgendliche Gebet Bruder Jakob mit einer kaum beschreibbaren Ruhe. Er fühlt sich erfüllt von Gottes Kraft und weiß, dass die Entscheidung für ein Leben zu Gottes Ehren die richtige war. Während die Kraft und die Ruhe ihn durchströmen, muss er immer ein bisschen aufpassen, damit er das Psalmengebet und das sich anschließende Frühstück nicht verpasst. Das Gebet ist wichtig, um geistige Kraft für den Tag zu sammeln, und das Frühstück ist wichtig, um körperliche Kraft zu bekommen.

Bruder Jakob ...

Nach dem Frühstück geht Bruder Jakob in den Gemüsegarten und erntet frische Zutaten für das gemeinsame Essen. In der Küche wird dann alles klein geschnitten und verarbeitet. Das Schneiden des Gemüses und das Rühren in den Töpfen sind vertraute Abläufe für Bruder Jakob. Den Eintopf für das Mittagessen hat er schon so oft vorbereitet, dass er sich fast von alleine kocht. Bruder Jakob versinkt dabei ganz in seinen Gedanken. Die Kirchturmuhr erinnert ihn daran, dass es zwölf Uhr ist und das Mittagessen serviert werden muss.

Bruder Jakob ...

Wenn alle Brüder satt sind, geht es wieder an die Arbeit. Für Bruder Jakob ist es die schönste Zeit des Tages. Er kann sich nun voll und ganz seinen Pflanzen, seinem Gemüse und seinen Kräutern widmen. Er zupft Unkraut, pflanzt, erntet und genießt die Arbeit an der frischen Luft. Für Bruder Jakob ist es sehr erfüllend zu sehen, wie alles wächst und gedeiht. Die Arbeit lässt ihn die Zeit vergessen, doch die Glocke ruft ihn rechtzeitig zum Rosenkranz-Gebet und zum gemeinsamen Abendlob.

Bruder Jakob ...

Die Heilige Messe ist ein weiterer Tagespunkt, aus dem Bruder Jakob sehr viel Kraft schöpft. Die vertrauten Abläufe, die bekannten Gebete, der Gesang bereichern ihn sehr. Anschließend hat Bruder Jakob ein bisschen Freizeit nur für sich. Diese Freizeit verbringt er gerne in der Bibliothek. Dort stöbert er in alten Büchern und studiert Wissenswertes über Pflanzen und Kräuter. Doch rechtzeitig muss sich Bruder Jakob von seinen Büchern trennen. Er muss ins Bett gehen, damit er es am nächsten Morgen schafft, früh genug aufzustehen!

Bruder Jakob ...

Grauer Himmel

Eine Sitztanz-Geschichte zu „Es regnet, wenn es regnen will“

Es regnet, wenn es regnen will

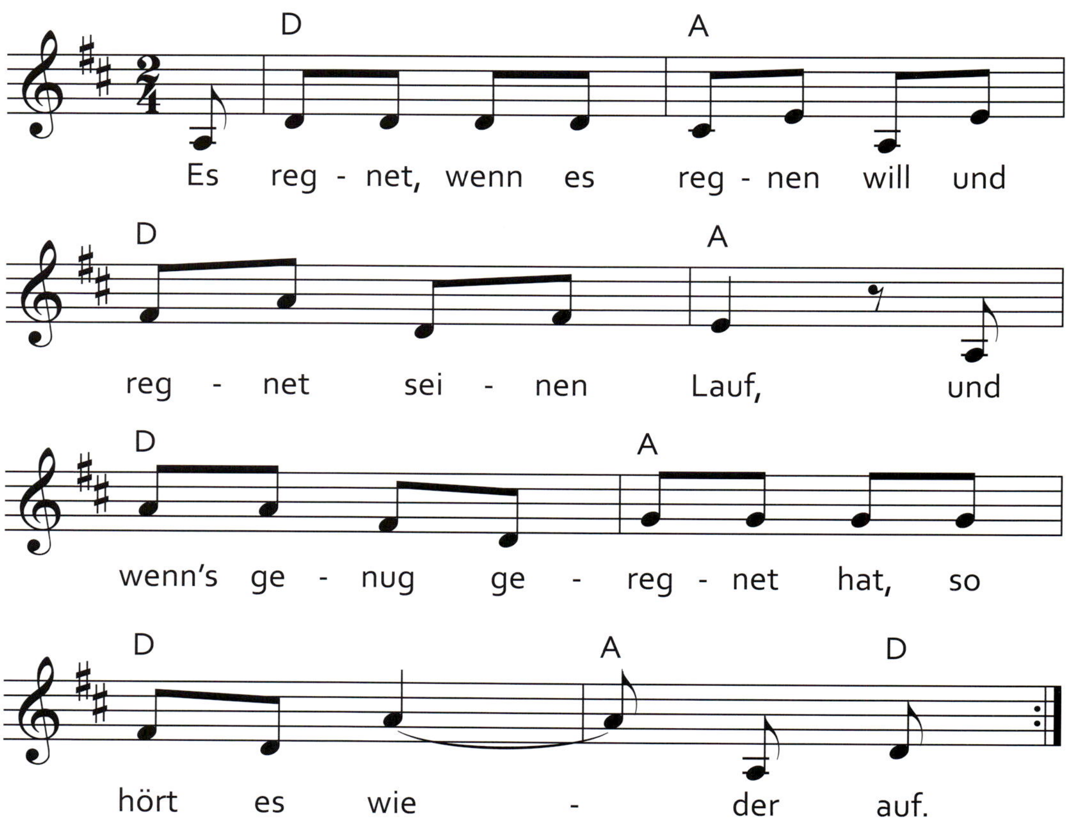

Bewegungen

Es regnet, wenn es regnen will …

– die Hände von den Oberschenkeln bis über den Kopf heben, dabei die Fingerspitzen schnell bewegen und so Regentropfen imitieren

… und regnet seinen Lauf, …

– gleiche Bewegung von oben zurück in Richtung Oberschenkel

… und wenn's genug geregnet hat, …

– die Unterarme seitlich anwinkeln, die Handflächen zeigen nach oben; mit den Schultern zucken und dabei erst zum rechten und dann zum linken Nachbarn gucken

… so hört es wieder auf.

– mit den Armen einen großen Kreis (für die Sonne) in die Luft malen

Sitztanz-Geschichte

Magda schaut nach draußen: Sie ist unzufrieden. Es sieht so aus, als ob es gleich regnen wird. Ausgerechnet heute, an ihrer Goldenen Hochzeit. Alle Freunde und die Familie sind eingeladen. Gefeiert werden soll im Garten. Der Wetterbericht sah bisher gut aus. Der Himmel sieht nicht gut aus. Grau an grau reiht sich eine Wolke an die andere. Als Magda nach draußen auf die Terrasse geht, bekommt sie schon den ersten Tropfen ab.

Es regnet, wenn es regnen will ...

Eigentlich könnten sie nun alles vorbereiten für das Gartenfest zu ihrer Goldenen Hochzeit. Die Stühle stehen bereit, um nach draußen getragen zu werden. Die Dekoration liegt gestapelt in der Küche. Doch bei Regen kann man keine Lampions aufhängen. Magda überlegt fieberhaft, was sie jetzt machen können. Sie ruft Pit, ihren Mann, und klagt ihm das Leid mit dem Regen. „Ach", sagt Pit „vielleicht hört es ja gleich schon wieder auf." Magda betrachtet die dicken Wolken und hat wenig Hoffnung.

Es regnet, wenn es regnen will ...

Wenn der Regen nicht aufhört, dann muss wohl im Wohnzimmer gefeiert werden. „Komm", sagt Magda zu Pit, „wir müssen hier ein bisschen Platz schaffen." Das Wohnzimmer der beiden ist nicht besonders groß. Sie räumen den Esstisch zur Seite und schieben alles, was für die Feier nicht gebraucht wird, an den Rand des Zimmers. Dann werden die Lampions eben im Wohnzimmer aufgehängt. Pit pustet auch ein paar weiße und goldene Luftballons auf.

Es regnet, wenn es regnen will ...

Zum Essen hat Magda Salate vorbereitet, und es soll gegrillt werden. Die Salate kann sie in der Küche aufbauen. Aber was ist mit dem Grill? In dem Regen geht ja das Feuer sofort aus. Pit hat eine Idee und geht kurz rüber zu den Nachbarn. Er leiht sich dort einen kleinen Pavillon. Der Grill wird unter dem Pavillon aufgebaut. So kann das leckere Fleisch trotzdem draußen gegrillt werden.

Es regnet, wenn es regnen will ...

Richtig glücklich ist Magda nicht damit, die Goldene Hochzeit im Wohnzimmer zu feiern. Sie hätte das Fest so gerne draußen veranstaltet. Aber schön geschmückt ist es drinnen auf jeden Fall. Es wird nur ein bisschen eng werden. Sie schaut nach draußen. Es regnet immer noch. Magda nimmt sich vor, das Fest trotzdem zu genießen. Am Tag ihrer Hochzeit, vor 50 Jahren, hatte es ja auch geregnet. Aufgehört hatte es damals, als sie und Pit aus der Kirche kamen. Diesen Moment hat sie sich in ihrem Herzen bewahrt.

Es regnet, wenn es regnen will ...

Es klingelt an der Tür, die ersten Gäste kommen. Es ist Magdas Tochter Frauke mit ihrem Mann. Als Magda die Tür aufmacht, bricht gleichzeitig der erste Sonnenstrahl durch die Wolken. Der Regen hat aufgehört. Die Sonne kommt heraus und scheint, als ob nie etwas gewesen wäre. Frauke packt mit an, und gemeinsam räumen sie alles für die Feier doch noch nach draußen. Es wird ein wunderbares Fest – mit traumhaften Wetter.

Es regnet, wenn es regnen will ...

Eis im September

Eine Sitztanz-Geschichte zur Melodie von „Im Märzen der Bauer"

Im Märzen der Bauer

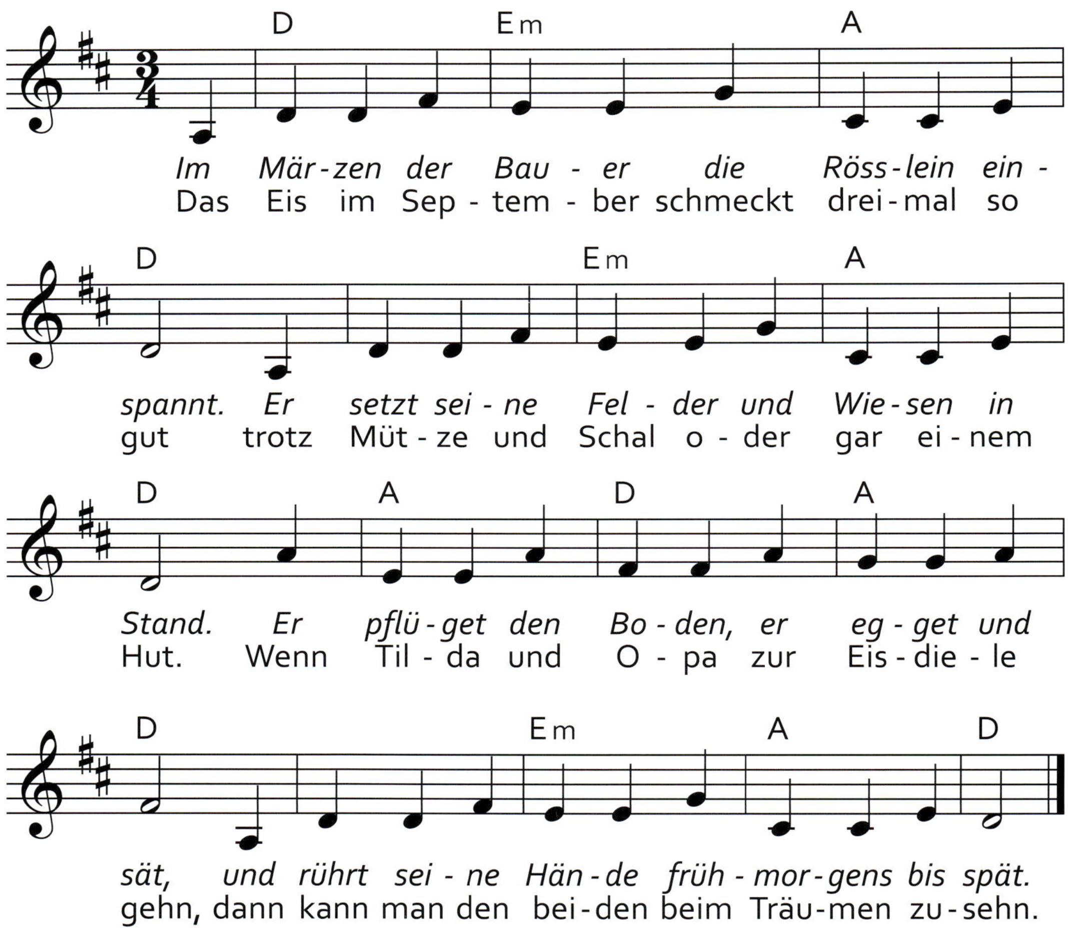
D Em A
Im Mär-zen der Bau - er die Röss-lein ein -
Das Eis im Sep - tem - ber schmeckt drei-mal so
D Em A
spannt. Er setzt sei - ne Fel - der und Wie-sen in
gut trotz Müt - ze und Schal o - der gar ei-nem
D A D A
Stand. Er pflü-get den Bo - den, er eg - get und
Hut. Wenn Til - da und O - pa zur Eis-die - le
D Em A D
sät, und rührt sei - ne Hän-de früh - mor-gens bis spät.
gehn, dann kann man den bei-den beim Träu-men zu-sehn.

Bewegungen

Das Eis im September schmeckt dreimal so gut – …

- bei „Eis“ ein fiktives Waffelhörnchen mit der rechten Hand hoch halten
- bei „dreimal“ drei Finger der linken Hand hoch halten

… trotz Mütze und Schal oder gar einem Hut.

- bei „Mütze“ mit beiden Händen eine fiktive Mütze über die Ohren ziehen
- bei „Schal“ mit der linken Hand einen Schal über die rechte Schulter werfen
- bei „Hut“ mit der rechten Hand einen fiktiven Hut ziehen

Wenn Tilda und Opa zur Eisdiele geh'n, …

- im Takt auf der Stelle gehen, die Arme dabei leicht anwinkeln und mitschwingen

… dann kann man den beiden beim Träumen zuseh'n.

- verträumt in die Luft schauen

Sitztanz-Geschichte

Als Tilda vier Jahre alt war, besuchte sie das erste Mal allein mit ihrem Opa die Eisdiele am Markt. Es war September. Die Luft war schon kühler geworden, und es roch nach Herbst. Tilda hatte ihre Lieblingsjacke an: dunkelblau mit Blümchenstickerei in Weiß und Rosa. Die dazu passende Mütze hatte sie über ihre Zöpfe gezogen und hüpfte voller Vorfreude an der Hand ihres Großvaters den Gehsteig entlang ...

Das Eis im September schmeckt dreimal so gut ...

Tilda hatte mit ihren vier Jahren gewiss schon einiges an Eiscreme gegessen. Aber meistens im Sommer. Und noch nie war sie mit ihrem Opa allein unterwegs gewesen. Die beiden gingen durch die frische Luft an den alten Backsteinhäusern vorbei. Tilda lugte durch die niedrigen Fenster und versuchte zu erkennen, was sich hinter den Fensterscheiben abspielte. Doch meist sah sie nur Vorhänge und Blumentöpfe, die innen auf den Fensterbänken standen. Sie bogen rechts um die Ecke auf den Marktplatz ein. Und nun wusste Tilda: Weit kann es nicht mehr sein ...

Das Eis im September schmeckt dreimal so gut ...

Tilda drückte die Hand ihres Großvaters ganz fest und versuchte aufgeregt, den Eingang der Eisdiele zu entdecken. Im Sommer standen dort immer die weiß-grünen Sonnenschirme, die die Gäste der Eisdiele vor der prallen Sonne schützten. Doch jetzt, im September, waren die Sonnenschirme schon weggeräumt. Es standen nur noch fünf oder sechs Tische mit Stühlen draußen vor dem Eingang für diejenigen, denen es noch nicht zu kalt war, um draußen ihr Eis zu genießen. Plötzlich erblickte Tilda das große Eisdielenschild über der breiten Fensterfront. Es war, genau wie die Sonnenschirme im Sommer, grün-weiß gestreift. Neben der großen Schrift war ein riesiges Eis abgebildet. Es hatte drei Bällchen: eins in Hellgelb, eins in Braun und eins in Rosa ...

Das Eis im September schmeckt dreimal so gut ...

Tilda schaute hoch zu ihrem Opa und grinste ihn an. Er lächelte zurück. Er war sehr glücklich, seine kleine Tilda so aufgeregt zu erleben. Gemeinsam gingen sie über den Marktplatz und traten in die Eisdiele ein. Tildas Wangen waren ganz rot vor Aufregung. Sie blieb stehen und schnupperte. Sie mochte es sehr, wie es in der Eisdiele duftete. Wonach? „Hm, nach Eisdiele eben!", antwortete sie immer, wenn sie jemand danach fragte. Tilda schaute sich um. „Sollen wir uns erst mal einen Platz aussuchen?", fragte Opa. Sie nickte, ging los und steuerte zielstrebig auf einen Tisch direkt am großen Fenster zu. Tilda rückte sich einen Stuhl zurecht und kletterte drauf. Sie setzte sich und schaute ihren Opa erwartungsvoll an ...

Das Eis im September schmeckt dreimal so gut ...

Der musste abermals grinsen, als er die kleine Tilda auf dem etwas zu großen Stuhl sitzen sah. Ihre kurzen Beine baumelten in der Luft, und wenn sie sich anlehnen wollte, lag sie fast – so weit war die Lehne noch von ihrem Rücken entfernt. Trotzdem war sie mehr als stolz, allein auf dem großen Stuhl sitzen zu dürfen. Opa zog seine Jacke aus, hängte sie an die Garderobe, legte seinen Hut auf die Ablage und setzte sich neben Tilda. „Möchtest du deine Jacke nicht auch ausziehen, Tilda-Schatz?" Tilda schaute ihn verwundert an. Sie hatte gar nicht bemerkt, dass sie ihre Jacke noch anhatte. Ganz konzentriert öffnete sie den Reißverschluss und hielt Opa ihren Arm hin. Er half ihr beim Ausziehen und hängte auch ihre Jacke an die Garderobe. Als er zurückkam, studierte Tilda schon fleißig die Kinderkarte. Ihre Mütze hatte sie abgesetzt und neben sich auf den Tisch gelegt. Wieder musste der Opa grinsen ...

Das Eis im September schmeckt dreimal so gut ...

Tilda war ganz fasziniert von den schönen Bildern, den vielen bunten Eiskugeln, Waffeln, Schirmchen und Zuckerstreuseln. Fast vergaß sie, sich einen Eisbecher auszusuchen. Tilda hob den Kopf und schaute aus dem Fenster. Die Sonne erleuchtete den Marktplatz. Die Blätter an den Bäumen fingen schon an, sich rot und orange zu verfärben. Im gelben Sonnenlicht sahen sie besonders schön aus. Noch einmal vergaß sie für einen Moment ihr Eis und beobachtete das bunte Treiben auf dem Marktplatz ...

Das Eis im September schmeckt dreimal so gut ...

„Tildalein, träumst du?", hörte sie auf einmal die Stimme ihres Opas. Und im Nu war sie mit ihren Gedanken wieder in der Eisdiele. Sie schaute noch einmal in die Karte und überlegte. „Ich geh noch mal vorne an der Theke schauen!", sagte sie dann und glitt von ihrem Stuhl hinunter. Opa schaute ihr hinterher, wie sie zielstrebig auf ihren kurzen Beinchen zur Theke sauste und ihre Nase an der großen Scheibe plattdrückte. Dreimal ging sie vor der Theke hin und her, nach rechts und links und noch mal nach rechts, bis sie zurückkam und sich entschlossen wieder auf ihren Stuhl setzte. „Himbeere und Vanille", sagte sie, grinsend wie ein Honigkuchenpferd, und schaute ihren Opa erwartungsvoll an. „Gut, dann können wir ja bestellen!", sagte dieser und strich ihr schmunzelnd übers Haar ...

Das Eis im September schmeckt dreimal so gut ...

Keine zehn Minuten später standen ihre Eisbecher auf dem Tisch. Opa hatte einen Mokkabecher mit Mokka-Eis, Vanille- und Stracciatella-Eis, Sahne und Mokkabohnen aus Schokolade. Vor Tilda stand eine Schale mit einer Kugel Himbeereis, einer Kugel Vanilleeis, einer Eiswaffel und einem kleinen bunten Schirmchen. Neben der Schale lag noch ein Lutscher in Gelb, Rot und Grün. Tildas Augen leuchteten. Vorsichtig strich sie mit ihrem Löffel über das Himbeereis und ließ es sich ganz langsam auf der Zunge zergehen ...

Das Eis im September schmeckt dreimal so gut ...

Sie genoss ihr Eis in vollen Zügen und schaute dabei den bunten Blättern auf dem Marktplatz zu, wie sie im Wind und in der Sonne tanzten. Sie sah die Leute, die gemütlich über den Platz schlenderten. Ihr Opa beobachtete seine Enkelin und war überglücklich, seiner Kleinen eine so große Freude gemacht zu haben ...

Das Eis im September schmeckt dreimal so gut ...

Von da an gehörten Eisdielenbesuche im September zu den festen Terminen in Tildas und Opas Kalender. Die beiden genossen die schöne Zeit zu zweit. Und Tilda fand, dass das Eis im September sogar viel besser schmeckte als das im Sommer ...

Das Eis im September schmeckt dreimal so gut ...

Sommerurlaub mit Hindernissen

Eine Sitztanz-Geschichte zur Melodie von „Ringlein, Ringlein, du musst wandern"

Ringlein, Ringlein, du musst wandern

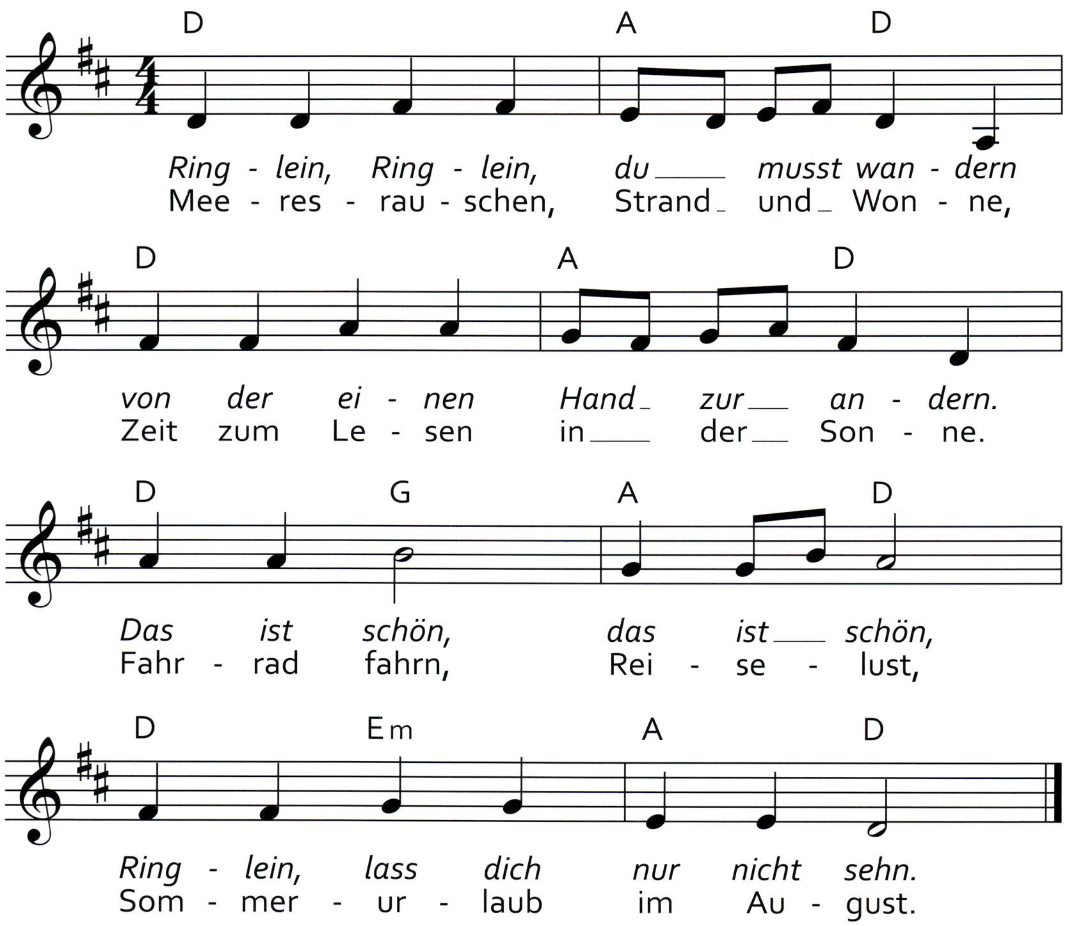

Bewegungen

Meeresrauschen, Strand und Wonne, …

– bei „Meeresrauschen“	mit den Händen Wellenbewegungen machen
– bei „Strand und Wonne“	die Arme entspannt hinter dem Kopf kreuzen

… Zeit zum Lesen in der Sonne.

- mit beiden Händen ein fiktives Buch vor sich halten

Fahrrad fahrn, Reiselust, …

– bei „Fahrrad fahrn“	mit Armen und Beinen auf der Stelle Fahrrad fahren
– bei „Reiselust“	in die Ferne schauen, dabei eine Hand wie ein Dach an die Stirn über die Augen legen

… Sommerurlaub im August.

- im Takt klatschen: im Wechsel in die Hände und auf die Oberschenkel

Sitztanz-Geschichte

Wenn Familie Winter in den Sommerurlaub fährt, nimmt das oft die Ausmaße einer Weltreise an, zumindest, was das Gepäck angeht. Familie Winter – das sind Eva und Günter Winter und ihre Kinder Nils und Johanna. Nils ist elf Jahre alt und Johanna acht, sie geht nach den Ferien in die dritte Schulklasse. Zur Familie gehört außerdem eine grau-weiß getigerte Katze namens Minka, die allerdings nicht mit in den Urlaub fährt. Minka wird in der Zeit von den Nachbarn gefüttert, die sich wie immer liebevoll um ihren Feriengast kümmern werden.

Günter Winter beginnt am Tag vor der Abreise, das Auto zu packen. Spätestens dann müssen alle Koffer gepackt sein und Schuhe, Jacken, Strandmatten und die Lebensmittel für die ersten Ferientage im Eingangsbereich bereitstehen ...

Meeresrauschen, Strand und Wonne ...

Günter und Nils sind mit dem Kofferpacken üblicherweise schnell fertig: kurze Hosen, T-Shirts, Unterwäsche, Socken und eine Badehose. Für Günter noch ein paar kurzärmelige Hemden und zwei leichte Hosen dazu. Um die Kulturbeutel kümmert sich Eva: „Das ist sicherer, ihr vergesst sowieso die Hälfte. Es geht schneller, wenn ich das gleich selbst mache!", sagt sie immer – bestimmt aber nicht unfreundlich. Eigentlich kümmert sie sich nämlich ganz gerne um ihre kleine Familie. Sind die Koffer zu, geht es an die nächsten beiden. Das Kofferpacken bei Eva und Johanna dauert allerdings um einiges länger als bei den Herren der Schöpfung ...

Meeresrauschen, Strand und Wonne ...

Haben die Damen die richtige Garderobe gewählt und alles eingepackt, was für einen gelungenen Sommerurlaub wichtig ist? Für Johanna ist zum Beispiel eine große Auswahl an verschiedenen Haarspangen und Haarreifen unverzichtbar!

Dann ist Günter wieder an der Reihe. Am Abend vor der Abreise fährt er den Wagen vor die Garage, geht noch einmal mit einem Lappen über das Armaturenbrett und beginnt, die Koffer und alle anderen Gepäckstücke in den Kofferraum zu puzzeln ...

Meeresrauschen, Strand und Wonne ...

Wie vor jedem Urlaub diskutieren Eva und Günter, ob es wirklich notwendig ist, ein ganzes Paket Toilettenpapier mitzunehmen, und ob nicht für jeden zwei große Badehandtücher reichen – schließlich haben sie ja extra eine Ferienwohnung mit einer Waschmaschine gemietet. Auch die dicken Wanderjacken empfindet Günter für einen Strandurlaub mit angesagten 25 Grad ein wenig übertrieben. Am Ende des Tages schaffen sie es aber immer, einen Kompromiss zu finden. Bei diesem bleibt die Hälfte der Klorollen zu Hause, die Badehandtücher kommen alle mit, und die Wanderjacken werden durch einfache Regenjacken ersetzt ...

Meeresrauschen, Strand und Wonne ...

Am nächsten Morgen geht es früh los. Die Kinder sind ganz aufgeregt und toben über Tische und Bänke durch das Haus. Eva geht – in der Hoffnung, nichts zu vergessen – noch einmal alles durch und kontrolliert auch, ob in allen Zimmern die Lichter aus sind. Günter schnallt die Fahrräder aufs Autodach. Eine Stunde später als geplant geht es los. Nach einer guten Stunde Autofahrt suchen sie bereits den ersten Rastplatz auf. Johanna war vor der Abfahrt nicht mehr zur Toilette gegangen ... Und Nils fängt an zu jammern, er habe Hunger. Also gibt es ein erstes kleines Picknick. Wenig später stehen sie das erste Mal an diesem Tag im Stau ...

Meeresrauschen, Strand und Wonne ...

Einige Stunden danach kommen sie endlich in ihrem Feriendorf an und inspizieren die Wohnung. Eva und Günter laden das Auto aus und bereiten ein kleines Kaffeetrinken vor. Nachdem Johanna und Nils sich geeinigt haben, wer in welchem Bett schläft, machen sich die vier auf den Weg zum Strand. Mit dem Fahrrad natürlich. Günter fährt anfangs noch vor, schließlich war das ja immer so. Nach ein paar Hundert Metern gibt er seine Führung allerdings an Nils und Johanna ab. Ein wenig verdutzt guckt er schon, als seine Kinder ihn ohne den Hauch einer Anstrengung mit dem Fahrrad überholen. Er weist vorsichtshalber mal darauf hin, dass man den Wind an der See wirklich nicht unterschätzen sollte. Eva kann sich ein Schmunzeln nicht verkneifen. Da sie aber am Ende der Viererkette fährt, sieht das niemand ...

Meeresrauschen, Strand und Wonne ...

Als Eva und Günter am Strand ankommen, stehen Johanna und Nils bereits ungeduldig neben den Fahrradständern. Ihre Fahrräder haben sie schon abgeschlossen, die Handtücher über den Arm gelegt, und während sie warten, schauen sie immer wieder voller Vorfreude den Strandaufgang hinauf. Wer meint, dass nun einem entspannten Familienurlaub nichts mehr im Wege stünde, der hat sich allerdings getäuscht. Bei Familie Winter ist es nämlich ganz und gar nicht einfach, einen Platz am Strand zu finden, der allen vieren gefällt ...

Meeresrauschen, Strand und Wonne ...

Eva macht es sich am Strand gerne an einem Plätzchen gemütlich, an dem nicht allzu viele andere Badegäste sind – also eher in der Nähe der Dünen und weit vom nächsten Strandlokal entfernt. Johanna und Nils möchten natürlich so nah wie möglich ans Wasser, um dort mit den anderen Kindern zu spielen. Außerdem möchten sie am späten Nachmittag unbedingt ein Eis essen. Und Günter? Ja, Günter liegt am liebsten im Schatten. Da jedoch das Angebot an Schatten am Strand recht knapp ist, hat er stets zwei Sonnenschirme und einen Windschutz dabei, die er so zusammenbastelt, dass sie ihm den größtmöglichen Schatten bieten – und dafür braucht er Platz. Diese Dinge zu transportieren, macht das Fahrradfahren übrigens auch nicht leichter ...

Meeresrauschen, Strand und Wonne ...

Am Ende einigen sie sich auf einen Kompromiss: Eva und Günter schlagen die „Zelte" etwas weiter weg vom Getümmel in der Nähe der Dünen auf. Dort hat Günter genug Platz für seine Sonnenschirme. Johanna und Nils dürfen mit ihren Strandlaken näher in Richtung Wasser gehen, müssen aber in Sichtweite ihrer Eltern bleiben. Und gegen halb fünf geht Eva mit den beiden ein Eis kaufen ...

Meeresrauschen, Strand und Wonne ...

Zurück auf ihrer Strandmatte atmet Eva einmal tief durch und schaut hinauf aufs weite Meer. Dann beobachtet sie Johanna und Nils, die sich – mit dem Eis in der einen Hand und der Sandschaufel in der anderen – beim Sandburgen-Bauen vergnügen. Günter liegt unter seinen Sonnenschirmen, hat sich seinen Sonnenhut ins Gesicht gezogen und schnarcht. Beruhigt lehnt Eva sich zurück, nimmt sich ihr Buch und genießt die ersten Urlaubsstunden ...

Meeresrauschen, Strand und Wonne ...

Ein Topf voll Glück

Eine Sitztanz-Geschichte zur Melodie von „Auf der schwäb'sche Eisebahne"

Auf der schwäb'sche Eisebahne

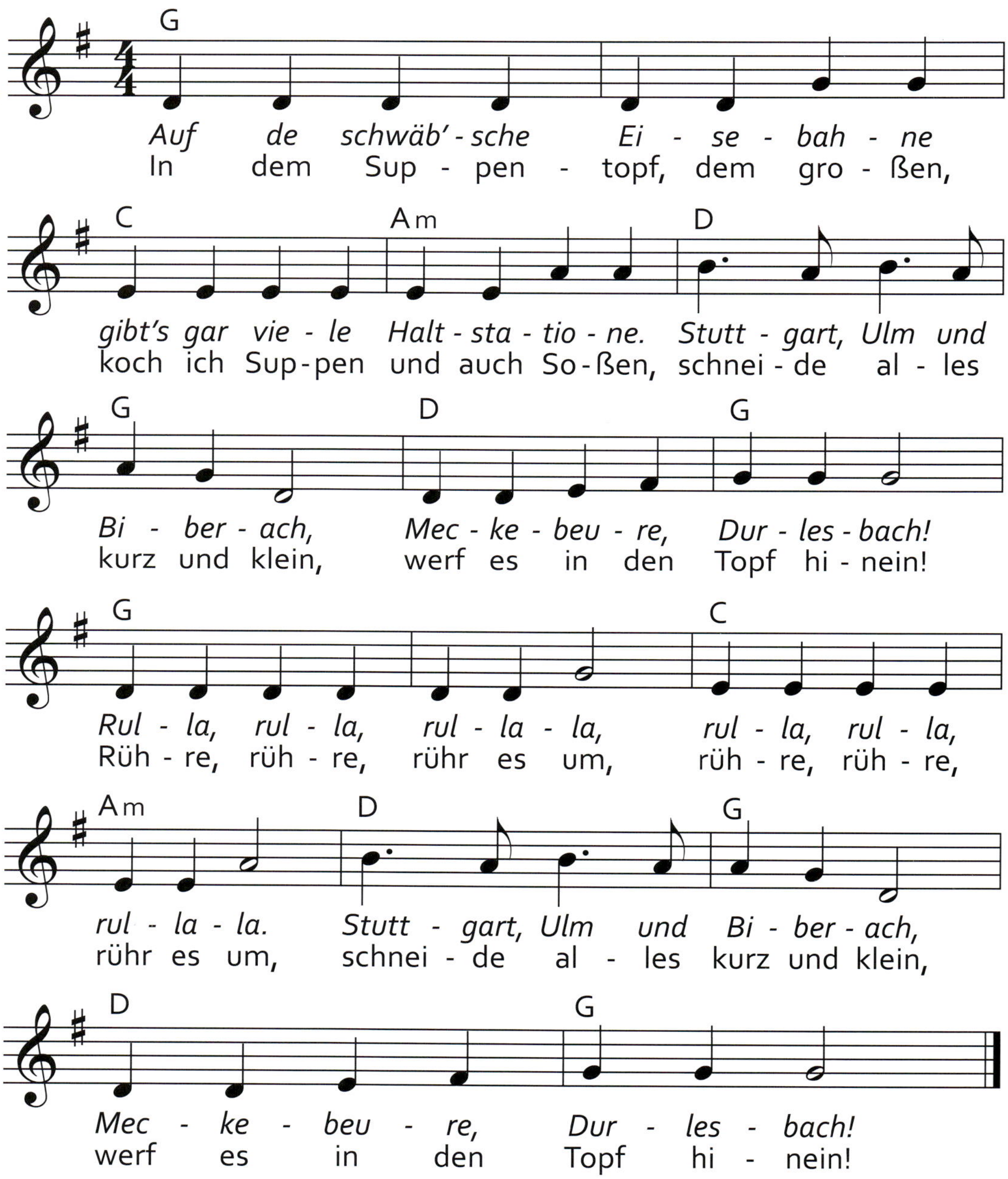

G
Auf de schwäb'-sche Ei - se - bah - ne
In dem Sup - pen - topf, dem gro - ßen,
C Am D
gibt's gar vie - le Halt - sta - tio - ne. Stutt - gart, Ulm und
koch ich Sup-pen und auch So-ßen, schnei - de al - les
G D G
Bi - ber - ach, Mec - ke - beu - re, Dur - les - bach!
kurz und klein, werf es in den Topf hi - nein!
G C
Rul - la, rul - la, rul - la - la, rul - la, rul - la,
Rüh - re, rüh - re, rühr es um, rüh - re, rüh - re,
Am D G
rul - la - la. Stutt - gart, Ulm und Bi - ber - ach,
rühr es um, schnei - de al - les kurz und klein,
D G
Mec - ke - beu - re, Dur - les - bach!
werf es in den Topf hi - nein!

Bewegungen

In dem Suppentopf, dem großen, …

– die Hände auf Brusthöhe zusammenlegen, dann ähnlich wie bei einer Schwimmbewegung Arme nach vorn ausstrecken, Handflächen nach außen drehen und die Arme waagerecht im Halbkreis nach außen führen

… koch ich Suppen und auch Soßen, …

– die Hände wieder zurückführen und auf Brusthöhe zusammenlegen

… schneide alles kurz und klein, …

– die rechte Hand ausstrecken, die Handkante zeigt nach unten; nun wie mit einem „Hackebeil" kurze, schnelle Bewegungen vor dem Oberkörper machen

… werf es in den Topf hinein!

– mit der linken Hand die Bewegung des Werfens nachahmen: greifen und in den Topf werfen

Rühre, rühre, rühr es um, …

– mit der rechten Hand Rührbewegungen machen

… rühre, rühre, rühr es um, …

– mit der linken Hand Rührbewegungen machen

… schneide alles kurz und klein, …

– die linke Hand ausstrecken, die Handkante zeigt nach unten; nun wie mit einem „Hackebeil" kurze, schnelle Bewegungen vor dem Oberkörper machen

… werf es in den Topf hinein!

– mit der rechten Hand die Bewegung des Werfens nachahmen: greifen und in den Topf werfen

Sitztanz-Geschichte

Heute ist Samstag. Samstags ist Markttag, und samstags kommt die Familie zu Besuch. Anna mag es, wenn die Familie kommt. Dann kocht sie einen schönen warmen Eintopf und backt frische Brötchen. Der Duft des Eintopfs zieht an jedem Samstag durch das ganze Haus. Wenn dann die Nichten, Neffen, Kinder und Enkelkinder kommen, ist viel Leben und Trubel im Haus. Dadurch fühlt auch Anna sich so richtig lebendig.

In dem Suppentopf, dem großen …

Doch bevor der Eintopf für das heutige Familientreffen auf dem Herd vor sich hin köcheln kann, ist erst mal das Einkaufen an der Reihe. Anna macht sich auf den Weg zum Markt und freut sich schon auf den einen oder anderen Plausch mit Bekannten und Nachbarn. Sie ist kaum losgegangen, da trifft sie schon Frau Köhler aus dem Nachbarhaus. Gemeinsam schlendern die beiden Damen weiter und erzählen sich den neusten Klatsch und Tratsch. Auf dem Markt angekommen, trennen sich die beiden, und Anna geht als Erstes zum Stand des Geflügelhofs und kauft ein großes Suppenhuhn.

In dem Suppentopf, dem großen …

Das Huhn wird dem Eintopf eine gute Basis geben. Besonders wichtig für den Geschmack ist aber auch das frische Gemüse. Bauer Udo begrüßt Anna freudig, als sie zu seinem Gemüsestand kommt. Anna begutachtet das Gemüse genau und entscheidet sich für Möhren, Sellerie, Lauch, Petersilie, frische Erbsen und Broccoli. Kartoffeln nimmt sie natürlich auch mit. Bauer Udo lässt sie von der frischen Ananas probieren. Die ist so lecker und süß, dass Anna drei Stück mitnimmt. Die Ananas gibt es zum Nachtisch.

In dem Suppentopf, dem großen …

Als Letztes geht Anna zum Gewürzstand. Sie kauft Lorbeerblätter, Nelken und ein paar Wacholderbeeren. Sie werden dem Eintopf die richtige Würze geben. Aber die Tasche ist mittlerweile sehr schwer geworden. Anna stellt sie kurz ab, um Kraft für den Heimweg zu sammeln. Bauer Udo sieht, wie sie mit dem Gewicht der Tasche kämpft. Er kommt zu ihr herüber. „Schau mal hier“, sagt er, „ich habe eine zweite Tasche für dich. Damit kannst du das Gewicht gleichmäßig verteilen!" „Das ist eine gute Idee! Danke, Udo", freut sich Anna. Sie verteilt die Einkäufe in die beiden Taschen. So geht es wirklich viel leichter, und Anna macht sich vergnügt auf den Heimweg.

In dem Suppentopf, dem großen ...

Zu Hause verliert Anna keine Zeit . Sie beginnt sofort mit der Zubereitung des Eintopfs. Das Huhn wird gewaschen und in den Topf gesteckt. Dann schneidet sie Möhren, Sellerie und Petersilie klein und gibt sie, zusammen mit den Gewürzen, hinzu. Den Broccoli schneidet sie schon mal klein, und auch die Erbsen befreit sie aus ihren Hülsen. Erbsen und Broccoli kommen erst später hinzu, damit das Gemüse schon knackig bleibt.

In dem Suppentopf, dem großen ...

Kurz vor dem Servieren nimmt Anna das Huhn, das verkochte Gemüse und die Gewürze heraus. Sie klärt die Suppe mit einem Schaumlöffel. Erbsen und Broccoli wandern nun in den Topf. Das Fleisch des Huhns wird klein geschnitten und in die Suppe gegeben. Genau in dem Moment, als sie den Herd ausstellt, klingelt es an der Tür. Wie schön es doch jedes Mal ist, wenn die sonst so stille Wohnung von Lachen und Plaudern erfüllt wird. Im Nu ist der Tisch voll besetzt, und alle genießen den frischen, leckeren, hausgemachten Eintopf.

In dem Suppentopf, dem großen ...

Ellis Apfelkuchen

Eine Sitztanz-Geschichte zur Melodie von „Der Mond ist aufgegangen"

Der Mond ist aufgegangen

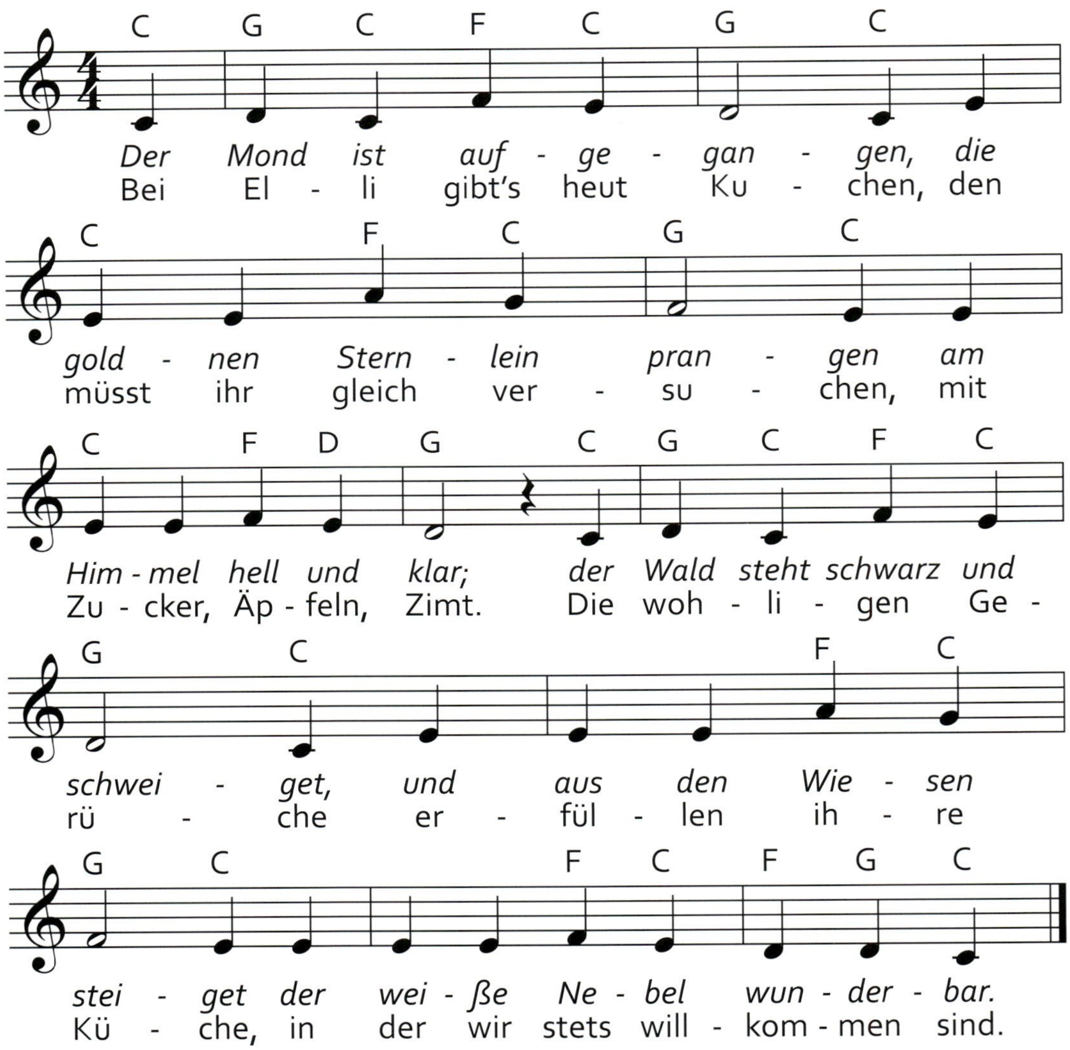

C G C F C G C
Der Mond ist auf - ge - gan - gen, die
Bei El - li gibt's heut Ku - chen, den
C F C G C
gold - nen Stern - lein pran - gen am
müsst ihr gleich ver - su - chen, mit
C F D G C G C F C
Him - mel hell und klar; der Wald steht schwarz und
Zu - cker, Äp - feln, Zimt. Die woh - li - gen Ge -
G C F C
schwei - get, und aus den Wie - sen
rü - che er - fül - len ih - re
G C F C F G C
stei - get der wei - ße Ne - bel wun - der - bar.
Kü - che, in der wir stets will - kom - men sind.

Bewegungen

Bei Elli gibt's heut Kuchen, ...

- in der linken Hand einen fiktiven Kuchenteller halten, mit der rechten pantomimisch ein Stück des Kuchens mit einer Gabel abstechen

... den müsst ihr gleich versuchen, ...

- den Kuchen auf der fiktiven Gabel dem Gegenüber anbieten

... mit Zucker, Äpfeln, Zimt.

- die drei Zutaten nacheinander mit den Fingern aufzählen

Die wohligen Gerüche ...

- sich mit den Händen einen Duft zufächeln

... erfüllen ihre Küche, ...

- die Hände etwas über Kopfhöhe zusammenführen und dann die Arme weit zur Seite öffnen

... in der wir stets willkommen sind.

- die rechte Hand auf die eigene linke Schulter legen (in vertrauten Gruppen auf die Schulter des rechten Nachbarn) und einander freundlich zunicken

Sitztanz-Geschichte

„Mmh, Elli backt wieder ihren Apfelkuchen ..." Marlies läuft das Wasser im Mund zusammen, als sie an Ellis Küchenfenster vorbeigeht. Das Fenster ist gekippt, so kann sie Elli in der Küche eifrig klappern hören. Dazu summt Elli die Melodie von „In einem kleinen Apfel". Als Marlies gerade weitergehen möchte, erblickt Elli ihre Nachbarin am Küchenfenster: „Marlies, na, dich habe ich ja lange nicht mehr gesehen. Komm rein, ich hab schon ein Blech fertig gebacken und brauche jemanden, der kostet!" Mit einem Augenzwinkern winkt sie Marlies zu sich herein.

Das lässt Marlies sich nicht zweimal sagen, Ellis Apfelkuchen ist einfach der köstlichste, den sie jemals gegessen hat ...

Bei Elli gibt's heut Kuchen ...

Elli begrüßt ihre Freundin mit einer herzlichen Umarmung. Im Gesicht hat sie überall kleine Punkte aus Mehl, und auch der Schürze sieht man an, dass Elli schon kräftig Teig gerührt hat. Wer aber jetzt denkt, dass dies Ellis natürliche Schönheit in irgendeiner Art und Weise beeinträchtigen könnte, der hat sich geirrt. Im Gegenteil – die kleinen Mehlflecken machen sie noch viel sympathischer und bringen ihre freundlichen blauen Augen erst richtig zur Geltung. Elli tänzelt zwischen Mehl, Butter, Eiern, Zucker, halb geschälten Äpfeln und was sonst noch alles in der Küche steht hin und her. Marlies hält einen Moment inne und genießt den Duft von frisch gebackenem Apfelkuchen mit einer leichten Zimt-Note ...

Bei Elli gibt's heut Kuchen ...

Auf dem Küchentisch steht ein fertiges Blech mit Apfelkuchen, das gerade auf einem Kuchenrost abkühlt. Marlies schaut sich das Blech an und würde am liebsten in dem Kuchen versinken – so köstlich duftet er. Dann schaut sie Elli zu, die gerade die abgewogene Butter in die Rührschüssel gibt und dann schon fast wieder die nächsten Äpfel schält. „Wie viele Gäste hast du denn eingeladen?", fragt sie verwundert. „Ach, mal schauen, wer kommt ...", antwortet Elli schmunzelnd und streicht sich mit dem Handrücken über die Stirn ...

Bei Elli gibt's heut Kuchen ...

„Nein, eigentlich habe ich niemanden eingeladen – und doch sind natürlich alle herzlich willkommen. Frank hat heute Morgen angefangen, die ersten Äpfel im Garten zu pflücken. Da habe ich mir überlegt, dass es gut wäre, schon mal ein paar Bleche abzubacken. Du weißt ja, wenn die Familie kommt, ist kein Stück mehr sicher!" Mit einem freundlichen Augenzwinkern legt sie die geschälten und geschnittenen Äpfel sorgfältig auf den Rührteig und streut einen Hauch Zimt über das Blech. Dann öffnet sie den Kühlschrank und holt eine große Schüssel mit vorbereitetem Streuselteig heraus. Sie hält Marlies die Schüssel hin und nickt auffordernd: „Möchtest du?" Marlies kann nicht widerstehen ...

Bei Elli gibt's heut Kuchen ...

Der Teig zergeht ihr auf der Zunge: „Wie machst du das nur? Meiner wird nie so locker ..." Elli lächelt ein wenig beschämt und zuckt mit den Schultern: „Kneten, kneten, und nochmals kneten. Und ein wenig gutes Zureden." Wieder zwinkert sie Marlies mit ihren freundlichen himmelblauen Augen zu. „Das ist noch das Rezept meiner Mutter. Diesen Kuchen hab ich als Kind schon gerne gegessen. Obwohl ...", beginnt sie und schaut Marlies an, „... mittlerweile backe ich ihn lieber, statt ihn selbst zu essen. Wenn Lena und Lukas mit ihren Zuckerschnütchen bei uns am Kaffeetisch sitzen und in aller Ruhe ihren Apfelkuchen genießen, dann geht mir einfach das Herz auf. Ich könnte ihnen stundenlang dabei zusehen ..."

Bei Elli gibt's heut Kuchen ...

Elli hält einen Moment inne, als würde sie sich ihre beiden Enkelkinder bildlich vorstellen. Dann widmet sie sich wieder ihrem Apfelkuchen. Ganz gleichmäßig streut sie den kühlen Streuselteig über die Äpfel. Dann begutachtet sie das Blech und stellt die übrig gebliebenen Streusel wieder in den Kühlschrank. Zufrieden öffnet sie die Backofentür und schiebt das Blech hinein. Als Elli sich gerade die Hände an ihrer Schürze abputzt, klopft es am Küchenfenster. Die beiden Frauen schauen zum Fenster, und Marlies muss schmunzeln: „Ach, da kommt schon der Nächste, der dem Kuchenduft nicht widerstehen kann ..."

Bei Elli gibt's heut Kuchen ...

Elli winkt Ulf zu sich in die Küche: „Na, komm doch rein, du brauchst dir nicht die Nase am Fenster platt zu drücken." Ihre Augen strahlen wieder. Da Ellis Haustür fast immer unverschlossen ist, braucht Ulf wirklich nur hineinzukommen. Schon betritt er die Küche, umarmt Elli und Marlies zur Begrüßung und scharwenzelt um das Blech mit dem fertigen Kuchen herum. Ulf wohnt zwei Häuser weiter, die drei kennen sich schon seit Ewigkeiten. „Da war ich doch gerade dabei, den Rasen im Vorgarten zu schneiden, als mir plötzlich dieser bekannte, wohlige Duft in die Nase stieg", erzählt Ulf. „Ich dachte sofort: Das wird doch nicht unsere Elli sein, die schon den ersten Apfelkuchen des Jahres backt ...?"

Bei Elli gibt's heut Kuchen ...

Elli grinst ein wenig verlegen. Sie fängt sich aber schnell wieder: „Na, da haben wir doch schon eine kleine Kaffeerunde. Setzt euch, der Apfelkuchen ist bestimmt schon genug abgekühlt!" Im Handumdrehen stehen Teller und Kaffeetassen auf dem Küchentisch. Elli legt Kuchengabeln und Kaffeelöffel daneben und faltet schnell noch ein paar Servietten. Marlies kocht Kaffee, und Ulf geht in den Garten und ruft Frank zum Kaffee herein. Der steht immer noch auf der Leiter und pflückt Äpfel. Dass es Kuchen gibt, lässt er sich aber nicht zweimal sagen ...

Bei Elli gibt's heut Kuchen ...

So sitzen die vier gemütlich am Küchentisch und genießen das erste Stück von Ellis Apfelkuchen in diesem Jahr. Es ist so still, dass man eine Stecknadel fallen hören könnte. Nur einmal verdreht Marlies genüsslich die Augen, streichelt Elli am Arm und sagt: „Lecker!" Auch Elli genießt sichtlich das Beisammensein der vier. Bis – ja, bis sie plötzlich aufspringt und aus dem Fenster schaut. Ein Strahlen legt sich über ihr Gesicht: „Na, da kommen ja meine beiden Lieblinge!", ruft sie überglücklich und stürzt zur Tür hinaus. „Wenn Oma Kuchen backt", sagt Frank schmunzelnd, „dann dürfen auch die Enkel nicht fehlen!" Und schon kommt Elli wieder in die Küche, an der einen Hand Lena, an der anderen Lukas. Und Ellis Augen leuchten wieder ...

Bei Elli gibt's heut Kuchen ...

Glanzleistung

Eine Sitztanz-Geschichte zur Melodie von „Lustig ist das Zigeunerleben"

Lustig ist das Zigeunerleben

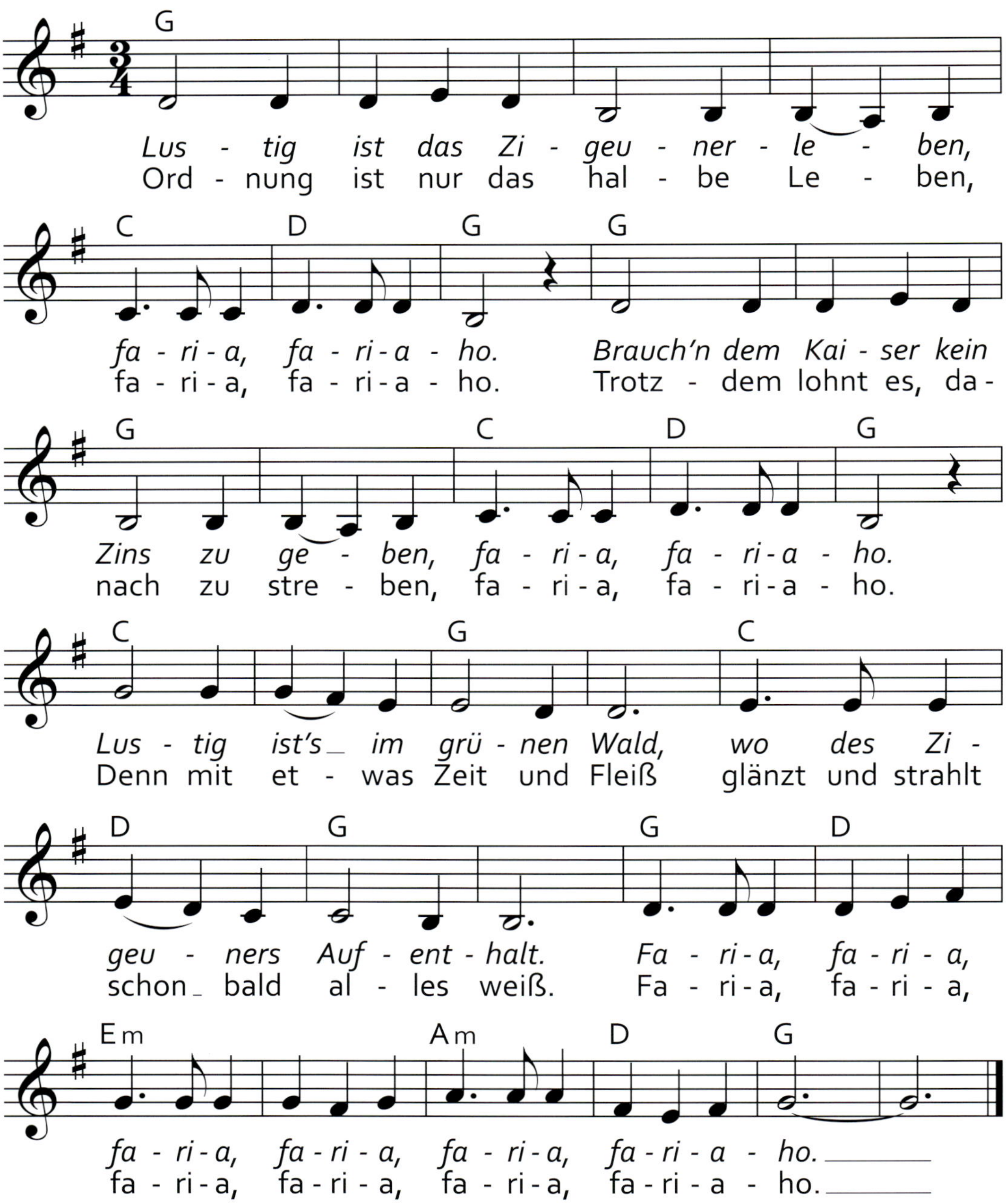

Bewegungen

Ordnung ist nur das halbe Leben, …

– im Takt abwechselnd mit dem linken und dem rechten Fuß auftreten

… faria, faria ho.

– im Takt abwechselnd mit dem rechten und dem linken Arm eine große, kreisförmige Wischbewegung wie beim Fensterputzen machen (linker Arm, rechter Arm, linker Arm)

Trotzdem lohnt es, danach zu streben, …

– im Takt abwechselnd das rechte und das linke Bein nach vorne strecken und wieder abstellen

… faria, faria ho.

– wie oben Wischbewegungen mit beiden Armen abwechselnd machen (rechter Arm, linker Arm, rechter Arm)

Denn mit etwas Zeit und Fleiß …

– im Takt abwechselnd mit der rechten Hand auf den linken Oberschenkel und mit der linken Hand auf den rechten Oberschenkel klatschen

… glänzt und strahlt schon bald alles weiß.

– strahlende Sterne imitieren: dazu die Hände vor dem Oberkörper zu Fäusten formen, mehrmals öffnen und schließen und dabei vor- und zurückbewegen

Faria, faria, faria,
faria, faria ho.

– wie oben Wischbewegungen mit beiden Armen abwechselnd machen

Sitztanz-Geschichte

Karl möchte heute am liebsten im Bett liegen bleiben. Für den heutigen Tag steht nämlich eine unangenehme Aufgabe in seinem Kalender. Er muss den Schuppen aufräumen und sauber machen. Seine Frau, Leni, will dort ihren Geburtstag feiern. In dem Schuppen steht alles voller Kisten und altem Krempel. In die Kisten hat schon seit Jahren kein Mensch mehr hineingeguckt. In dem Schuppen, so wie er jetzt aussieht, fühlen sich nur Spinnen und Mäuse wohl. Doch das soll sich heute ändern. Karl rafft sich auf. Es nützt ja nichts. Die Arbeit muss erledigt werden.

Ordnung ist nur das halbe Leben ...

Direkt nach dem Frühstück geht es los. Karl räumt als Erstes die Kisten aus dem Schuppen. Hinter den Kisten steht noch altes Gerümpel. Das Gerümpel schleppt er sofort auf einen Haufen am Rand des Grundstücks. Dafür muss er die Sperrmüll-Abfuhr bestellen. Um die Kisten wird er sich später kümmern. Keiner weiß mehr, was sich in diesen Kisten befindet. Karl geht erst mal ins Haus, um sich Eimer, Lappen und Besen zu besorgen.

Ordnung ist nur das halbe Leben ...

Mit Putzzeug und Besen ausgestattet, macht er sich an die Arbeit. Karl fegt und fegt – und irgendwann kann man den Fußboden wieder sehen. Karl ist mittlerweile nass geschwitzt. Doch dass es immer sauberer wird, spornt ihn an. Er wischt und putzt, bis auch die letzte Spinne freiwillig den Schuppen verlassen hat. Jetzt ist es sauber und ordentlich. Stolz betrachtet Karl sein Werk. Fast hätte er vergessen, dass er sich ja auch noch um die Kisten kümmern muss.

Ordnung ist nur das halbe Leben ...

Nun macht sich Karl endlich daran, die alten Kisten zu öffnen. Was da wohl drin sein mag? Mit einem Messer schneidet er das Klebeband der ersten Kiste auf. In der Kiste sind massenweise alte Fotos zu finden. Fotos von Karl, Fotos von seiner Frau Leni und Fotos von den beiden zusammen. Fotos aus der Kindheit, Fotos aus der Jugend, Fotos von Hochzeiten, Feiern, Festen, Urlauben und anderen besonderen Momenten. Was soll er denn mit den ganzen Fotos machen?

Ordnung ist nur das halbe Leben ...

Karl hat eine Idee. Er geht ins Haus und holt sich einige Ordner. Dann fängt er an zu sortieren. Er sortiert die Fotos nach Jahren und heftet sie, in Klarsichtfolien verstaut, fein säuberlich in die Ordner. Neben der Kiste macht er einen kleinen Stapel, auf dem er die allerschönsten Fotos sammelt. Natürlich ist auf den allerschönsten Fotos immer seine Frau Leni zu sehen. Diese Fotos hängt er nun in dem aufgeräumten und sauberen Schuppen auf.

Ordnung ist nur das halbe Leben ...

Karl betrachtet zufrieden sein Werk. Alles blitzt, blinkt und ist ordentlich. Lenis Geburtstagsfeier kann kommen. Die Fotos seiner Frau zieren die Wände und sind eine wunderschöne, passende Dekoration. Er kann es kaum erwarten, es ihr zu zeigen, und holt sie aus dem Haus. Leni staunt. Sie ist sehr zufrieden mit ihrem Karl. Lange bleibt sie vor jedem einzelnen der Fotos stehen und betrachtet es. Ihre Augen strahlen. „Vielen Dank. Ich liebe Dich!", sagt sie und gibt ihrem Karl einen Kuss. Karl weiß, dass sich die Mühe gelohnt hat.

Ordnung ist nur das halbe Leben ...

Feierabend zu zweit

Eine Sitztanz-Geschichte zur Melodie von „Im Frühtau zu Berge“

Im Frühtau zu Berge

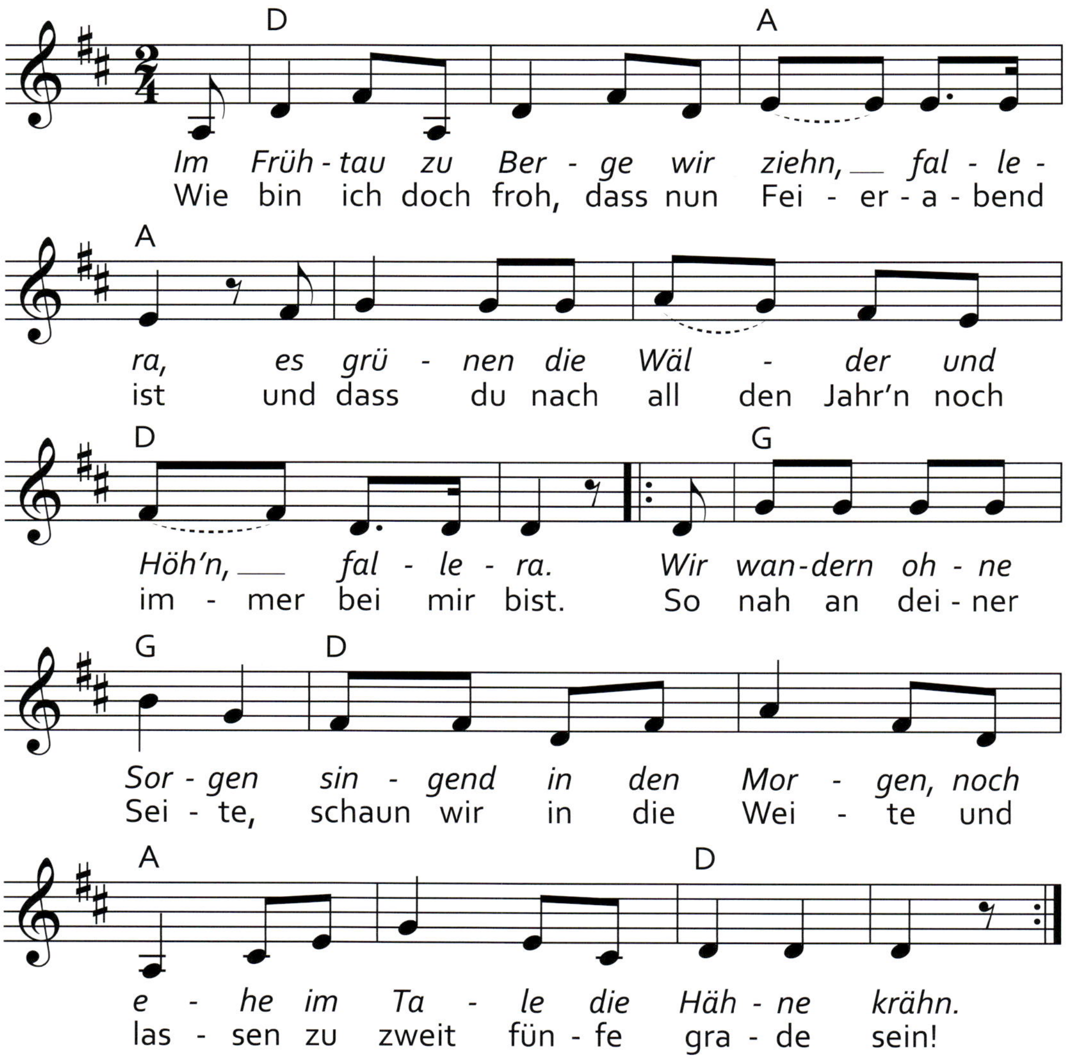
D A
Im Früh - tau zu Ber - ge wir ziehn, fal - le -
Wie bin ich doch froh, dass nun Fei - er - a - bend
A
ra, es grü - nen die Wäl - der und
ist und dass du nach all den Jahr'n noch
D G
Höh'n, fal - le - ra. Wir wan-dern oh - ne
im - mer bei mir bist. So nah an dei - ner
G D
Sor - gen sin - gend in den Mor - gen, noch
Sei - te, schaun wir in die Wei - te und
A D
e - he im Ta - le die Häh - ne krähn.
las - sen zu zweit fün - fe gra - de sein!

Bewegungen

Wie bin ich doch froh, dass nun Feierabend ist …

- sich gegenseitig im Takt mit einem fiktiven Glas zuprosten

… und dass du nach all den Jahr'n noch immer bei mir bist.

- mit beiden Händen ein großes Herz in die Luft zeichnen, dabei oben in der Mitte beginnen

So nah an deiner Seite, schaun wir in die Weite …

– bei „So nah an deiner Seite“	pantomimisch dem Nachbarn den rechten Arm zum Einhaken anbieten
– bei „schaun wir in die Weite“	mit dem linken Zeigefinger an das linke Auge tippen

… und lassen zu zweit fünfe grade sein!

- bei „und lassen zu zweit“ im Takt auf der Stelle gehen
- bei „fünfe grade sein“ die Arme hinter dem Kopf verschränken

Sitztanz-Geschichte

„Feierabend!", mit einem tiefen Seufzer lässt sich Jochen auf die Couch fallen. Wie gerne würde er die Füße auf dem Couchtisch ausstrecken ... Da Maria aber noch in der Küche herumfuhrwerkt und bestimmt gleich nachkommen wird, lässt er das lieber bleiben. Die Füße unter den Tisch – das geht auch! Jochen guckt auf die Uhr: noch zehn Minuten, dann beginnt seine Sendung. Er nimmt die Fernbedienung in die Hand und schaltet schon mal ein. Die Nachrichten flimmern über den Bildschirm. Mit einem Ohr bei den Nachrichten und dem Blick in der Fernsehzeitschrift freut er sich auf seinen freien Fernsehabend, den er schon den ganzen Tag herbeigesehnt hat ...

Wie bin ich doch froh, dass nun Feierabend ist ...

Maria schaltet die Spülmaschine ein und wischt noch schnell den Küchentisch ab. Im Wohnzimmer hört sie schon den Fernseher laufen. Sie schaut auf die Uhr und überlegt: „Fünf Minuten – na, das werde ich ja schaffen." Maria öffnet den Vorratsschrank und greift nach einer Dose Erdnüsse. Sie füllt die Erdnüsse in eine dunkelbraune Keramikschale und legt einen Löffel hinein. Dann schnappt sie sich die Flasche Roséwein für sich selbst und das Bier für Jochen und geht ins Wohnzimmer. Die Wettervorhersage läuft gerade ...

Wie bin ich doch froh, dass nun Feierabend ist ...

„Brauchst du ein Glas?", fragt sie Jochen. „Hm?", antwortet dieser nach fast fünf Sekunden. „Ob du dein Bier aus einem Glas trinken möchtest?", wiederholt Maria und zieht die linke Augenbraue hoch. „Nein, danke, ich trinke aus der Flasche." Er nimmt sein Bier entgegen, ohne auch nur für einen Moment den Blick vom Bildschirm abzuwenden, und nimmt einen Schluck. Zufrieden lehnt er sich zurück. Die Titelmelodie fängt an zu spielen. Mathilde legt noch Untersetzer auf den Couchtisch, stellt die Weinflasche und ihr Weinglas darauf ab und setzt sich. Auch Jochen schiebt sie einen Untersetzer auf seine Seite des Tischs. Der Moderator begrüßt das Publikum und die Zuschauer vor den Fernsehgeräten ...

Wie bin ich doch froh, dass nun Feierabend ist ...

Jochen ist schon ganz gespannt auf den ersten Kandidaten. Das Rateteam –

zwei Damen und zwei Herren – scheinen gut gelaunt zu sein und sind davon überzeugt, dass sie heute nur wenige 5-Mark-Stücke verschenken werden. Der erste Kandidat tritt auf. Es ist ein Mann. Er schreibt seinen Namen auf eine Tafel, macht eine „typische Handbewegung" und wird vom Moderator begrüßt. Jochen rätselt und murmelt: „Na, das könnte ja alles sein ..." – „Hm?" Maria schaut von ihrem Strickzeug auf. „Na, diese Handbewegung, das könnte ja jeder Beruf sein", erklärt Jochen und schaut weiter gebannt auf die Mattscheibe. „Hab ich nicht gesehen", entgegnet Maria und strickt weiter. Doch auf einmal springt sie auf und eilt in die Küche: „Die Erdnüsse, die hab ich doch tatsächlich vergessen!"

Wie bin ich doch froh, dass nun Feierabend ist ...

Maria kommt mit den Erdnüssen aus der Küche zurück. Ein Gong ertönt aus dem Fernseher. Jochen nimmt sich bei jeder Sendung vor, in diesem Moment nicht hinzusehen, weil dann für die Zuschauer die Lösung auf dem Bildschirm erscheint. Jochen will eigentlich gerne mitraten, aber das Ganze ist doch zu spannend. Lieber mokiert er sich über das Rateteam, wenn sie mit ihren Fragen im Dunkeln tappen. Maria stellt unterdessen die Erdnüsse auf den Tisch. Sie schaut vor Ertönen des zweiten Gongs nicht auf den Fernseher, sondern rät viel lieber selbst mit. Das kann sie sogar tun, ohne unbedingt auf den Fernseher zu schauen. So kann sie stricken und raten zugleich. Sie schenkt sich ein Glas Wein ein, nippt daran und widmet sich wieder ihrem Strickzeug ...

Wie bin ich doch froh, dass nun Feierabend ist ...

Sätze wie „Na, da kann man doch jetzt drauf kommen ..." oder „Wenn er die Frage mit Ja beantwortet – dann ist doch alles klar!" übertönen den Fernseher. Jochen ist voll in seinem Element. „Der besserwissende Mitwisser ...", denkt Maria und hebt wieder die linke Augenbraue. Laut sagt sie es allerdings nicht. Stattdessen sagt sie: „Ich bin aber auch noch nicht auf die Lösung gekommen. Nach drei Fragen muss man es auch nicht wissen ..." Nun schaut Jochen doch noch zu ihr herüber. Er holt gerade Luft, um etwas zu sagen, als er Marias ermahnenden Blick spürt. „Ach ja, du möchtest ja unbedingt mitraten ...", bemerkt er, nimmt sich eine Handvoll Erdnüsse – natürlich mit dem Löffel – und lehnt sich wieder zurück ...

Wie bin ich doch froh, dass nun Feierabend ist ...

„Ein Elektriker, ach, da wäre ich gar nicht draufgekommen", stellt Maria überrascht fest. Jochen dreht sich zu ihr um: „Na, aber bitte – die Handbewegung, die Frage nach der Ausbildung und ob er spezielles Werkzeug für seinen Beruf braucht – das war doch sofort klar!" Maria muss schmunzeln: „Ja, für dich vielleicht. Du bist ja mittlerweile auch schon Experte auf dem Gebiet." Dann strickt sie in aller Ruhe weiter. Jochen ist gespannt auf den nächsten Kandidaten. Hoch konzentriert sitzt er auf der Sofakante und knabbert seine Erdnüsse ...

Wie bin ich doch froh, dass nun Feierabend ist ...

Der nächste Kandidat sucht sich ein Sparschwein aus. „Ja, blau ist eine gute Farbe, das blaue ‚Schweinderl' bringt fast immer Glück", bemerkt Jochen. Maria sieht sich das Geschehen kurz an, schaut aber wieder weg, als der Gong ertönt, und strickt in aller Seelenruhe weiter. Am Ende der Sendung sitzt Jochen zufrieden auf der Couch, verschränkt seine Arme entspannt auf der Brust und trinkt dann in aller Ruhe sein Bier aus. Es scheint fast, als würde er die Sendung noch mal Revue passieren lassen ...

Wie bin ich doch froh, dass nun Feierabend ist ...

Maria grinst ihn an und denkt, dass es an diesen Abenden wirklich ein Leichtes ist, Jochen eine Freude zu machen: „Und einen gelungenen, unterhaltsamen Feierabend hat er sich ja auch redlich verdient – nach der ganzen Arbeit", denkt sie. Die beiden schauen noch die Spätnachrichten und gehen dann zu Bett. Schließlich liegt ein langer Tag hinter ihnen ...

Wie bin ich doch froh, dass nun Feierabend ist ...

Fit zu bleiben ist nicht schwer

Eine Sitztanz-Geschichte zur Melodie von „Drei Chinesen mit dem Kontrabass"

Drei Chinesen mit dem Kontrabass

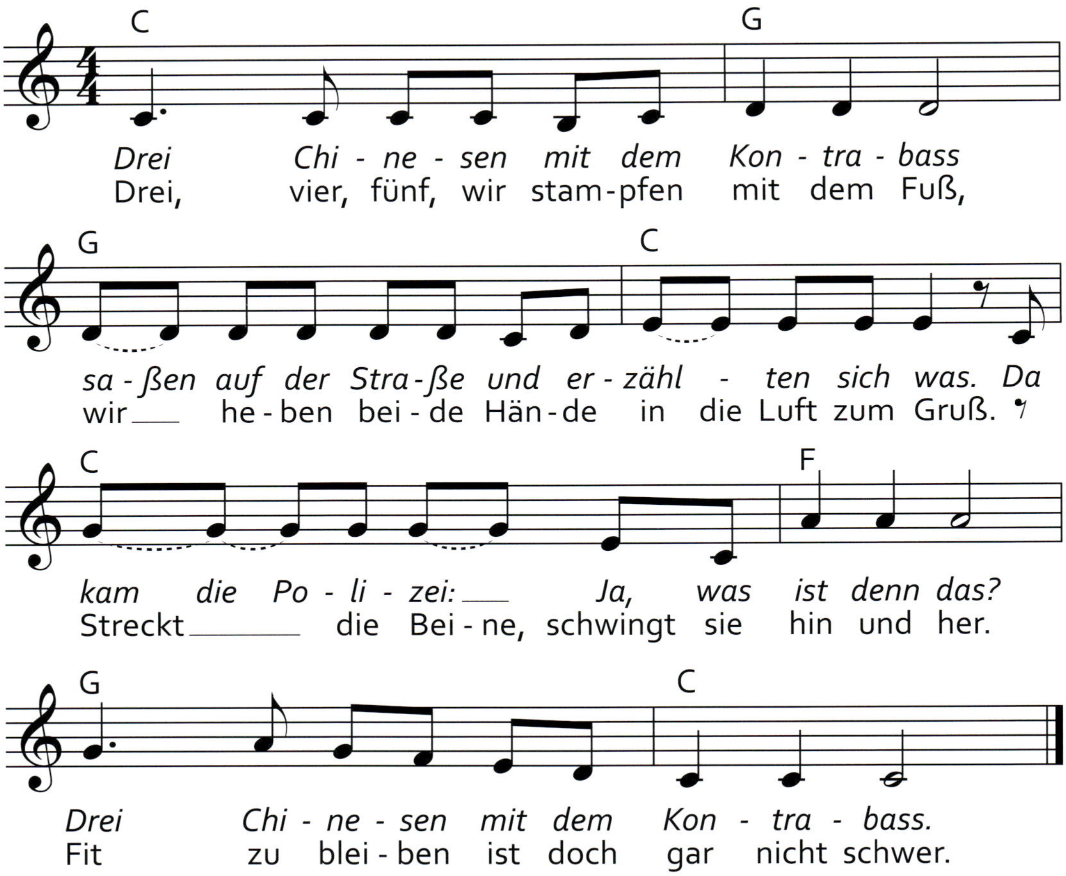

Bewegungen

Drei, vier, fünf, wir stampfen mit dem Fuß, ...

- im Takt abwechselnd mit dem linken und dem rechten Fuß auftreten

... wir heben beide Hände in die Luft zum Gruß.

- im Takt abwechselnd mit dem linken und dem rechten Arm große kreisförmige Wischbewegungen wie beim Fensterputzen ausführen

Streckt die Beine, schwingt sie hin und her!

- im Takt abwechselnd das rechte und das linke Bein nach vorne strecken und wieder abstellen

Fit zu bleiben ist doch gar nicht schwer.

- im Takt wie oben abwechselnd mit dem rechten und dem linken Arm Wischbewegungen ausführen

Sitztanz-Geschichte

Gisela war diese Woche beim Arzt. Ihre Werte seien an sich ganz gut, hat der Arzt gesagt. Nur etwas mehr Sport solle sie machen. Das täte ihr gut, hat der Arzt gesagt. Gisela hat noch nie gerne Sport gemacht. Schon als Kind hat sie lieber mit Puppen gespielt, als einem Ball hinterherzulaufen. Doch wenn der Arzt sagt, man muss mehr Sport machen, dann muss man wohl mehr Sport machen. Also hat sich Gisela im hiesigen Turnverein angemeldet. Dort gibt es eine Sportgruppe mit anderen Frauen in ihrem Alter. Vor dem ersten Termin ist sie ganz schön aufgeregt.

Drei, vier, fünf, wir stampfen mit dem Fuß ...

Gisela weiß gar nicht mehr, wann sie das letzte Mal in einer Turnhalle war. Es ist lange her. Von den anderen Frauen in der Gruppe kennt sie keine. Sie hat Angst, dass alle anderen Teilnehmerinnen viel sportlicher sind als sie. Deshalb stellt sie sich lieber ganz weit hinten hin, dann wird sie nicht von so vielen angeschaut. Die Trainerin kommt herein und beginnt mit ein paar Aufwärmübungen. Gisela wird sehr schnell warm.

Drei, vier, fünf, wir stampfen mit dem Fuß ...

Nach den Aufwärmübungen begrüßt die Trainerin Gisela persönlich. Eine weitere Teilnehmerin, die direkt neben Gisela steht, ist auch neu und wird ebenfalls begrüßt. Sieglinde heißt die andere Neue. Gisela ist erleichtert, dass Sieglinde bei den Aufwärmübungen genauso ins Schwitzen gekommen ist wie sie selbst. Für die nächsten Übungen müssen sich alle Hanteln holen. Es folgen einige Übungen für die Arme und den Rücken.

Drei, vier, fünf, wir stampfen mit dem Fuß ...

Als die Arme durchtrainiert sind, ist noch kein Ende in Sicht. Bauch, Beine, Po – Gisela kommt es so vor, als ob jeder Muskel in ihrem Körper bewegt wird. Sie muss sich eingestehen, dass der Arzt Recht hatte. Besonders fit fühlt sie sich nicht. Sieglinde hat genauso mit den Übungen zu kämpfen wie sie. Die beiden Frauen lächeln sich immer wieder aufmunternd zu. Es ist schön, nicht die einzige Neue zu sein, denkt Gisela.

Drei, vier, fünf, wir stampfen mit dem Fuß ...

Nach dem Training trinkt Gisela einen halben Liter Wasser. Die Übungen waren richtig anstrengend. Sie ist sehr stolz darauf, dass sie durchgehalten hat. Sieglinde und Gisela kommen ins Gespräch. Sieglinde hat sich im Turnverein angemeldet, um ein bisschen mehr unter Leute zu kommen. Erstaunt stellen die beiden Frauen fest, dass sie fast Nachbarn sind. Sieglinde und Gisela wohnen nur ein paar Häuserblocks voneinander entfernt.

Drei, vier, fünf, wir stampfen mit dem Fuß ...

In der nächsten Woche gehen Sieglinde und Gisela zusammen zur Sportgruppe. Es ist schön, dort gemeinsam anzukommen und die Übungen gemeinsam zu absolvieren. Gisela und Sieglinde kommen in der zweiten Turnstunde schon merklich besser mit. Zufrieden stellen sie fest, dass sich schon ein ganz kleiner Trainingserfolg zeigt. Gemeinsam freuen sie sich auf viele weitere Übungsstunden zu zweit und in der Gruppe.

Drei, vier, fünf, wir stampfen mit dem Fuß ...